Anselm Grün

Was tröstlich ist

Ein einfach-leben-Buch

MIX
Papier aus verantwortungsvollen Quellen
FSC® C014496

www.herder.de

Satz und Gestaltung: Gestaltungssaal, www.gestaltungssaal.de
Umschlagmotiv: © doit / Getty Images
Herstellung: GGP Media GmbH, Pößneck
Printed in Germany

ISBN Print: 978-3-451-00868-9
ISBN E-Book: 978-3-451-82564-4

Anselm Grün

Was tröstlich ist

Ein Inspirationsbuch

Herausgegeben von Rudolf Walter

HERDER

FREIBURG · BASEL · WIEN

Inhalt

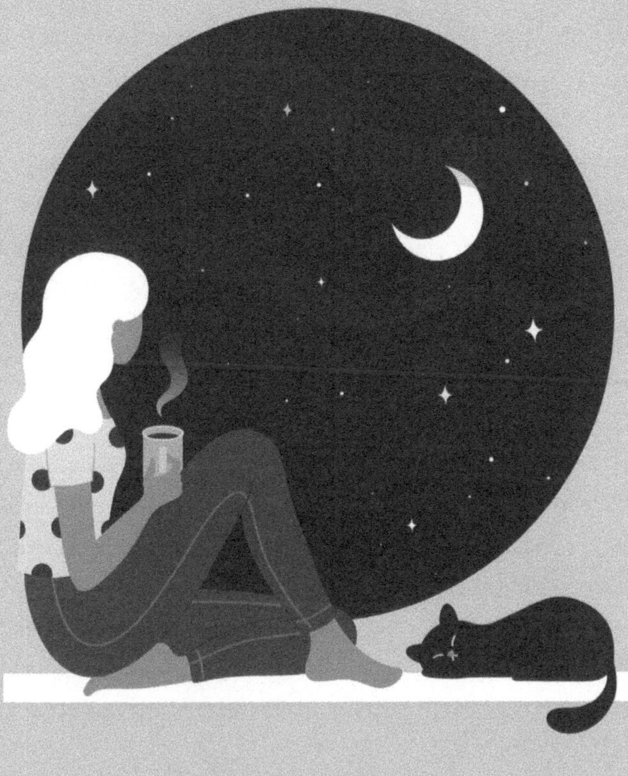

Was Leib und Seele gut tut

VORWORT

Der moderne Philosoph Hans Blumenberg stellt einmal die Frage: „Weshalb sind wir trostbedürftig?“ Und er gibt die Antwort: „Weil wir keinen Grund haben, dazusein“ (Blumenberg 635). Was sagt dieser Satz über uns heute aus, und was bedeutet er für das Verständnis unserer Situation als Menschen? Zum einen konstatiert er: Der Mensch hat keinen sicheren Grund, auf dem er stehen kann und der ihm selbstverständlich Festigkeit verleiht. Zum anderen hält er fest: Der moderne Mensch weiß letztlich nicht, warum er überhaupt da ist. Er findet keinen rationalen Grund für seine Existenz. Er zweifelt am Sinn seines Daseins. Er hängt gleichsam in der Luft. Wer aber keinen Grund hat, da zu sein, der bedarf des Trostes. Trost kommt von Treue und meint ursprünglich: innere Festigkeit. Weil wir keinen Boden unter den Füßen haben, brauchen wir Trost, der uns wieder Festigkeit verleiht. Nur wenn einem Menschen mitten in der Grundlosigkeit seiner Existenz neuer Grund gegeben wird, kann er Leben und Freude neu erfahren.

Unsere Trostbedürftigkeit kann also sehr grundsätzlich verstanden werden, als existentielle Grunderfahrung. Das kann sich auch in der Empfindung von Traurigkeit, im seelischen Schmerz der Bitterkeit oder in einer negativen Emotion wie

Zorn oder Wut ausdrücken. Diese Trostbedürftigkeit kann uns aber auch konkret in einer ganz bestimmten Situation treffen: Ob ein kleines Kind, das sich am Knie verletzt, blutet und Schmerzen hat, unglücklich weinend in die Arme seiner Mutter flieht; oder ob ein alter Mensch in seiner Isolation verstummt, weil ihm niemand beisteht; ob jemand einen geliebten Menschen durch den Tod verloren hat und ganz in seiner Trauer versinkt oder ein anderer, mit einer schweren Krankheit konfrontiert, aus dem Gleichgewicht gerät und nicht mehr weiterweiß; ob ein Mensch in einer Beziehung scheitert oder jemand anderer in einer Depression versinkt und aus seinem schwarzen Loch nicht mehr herausfindet oder ob wir uns einfach nur schwach und hilflos fühlen: wir alle können, oft ganz unvermittelt, in die Situation kommen, dass wir trostbedürftig werden. Jeden kann es treffen. Aber wir alle sind auch fähig, Trost zu geben.

Wir sprechen von ungetrösteten und von untröstlichen Menschen. Der ungetröstete Mensch ist in Trauer gefallen. Aber keiner ist da, der ihm beisteht. Er findet sich im Dunkel und kann kein Licht erkennen. Er wartet auf Trost, aber er findet keinen. Kein Mensch wagt sich in seine Trauer hinein. Das lateinische Wort für Trost aber ist „consolatio“. Das meint, dass einer bei mir und mit mir ist, dass einer bereit ist, in meine Einsamkeit hineinzugehen und auch bei mir zu bleiben. Viele halten dieses Ungetröstetsein nicht aus. Sie stürzen sich in die Arbeit oder in die Sucht. Oder sie verdrängen das

Gefühl einfach, weil es zu schmerzlich ist. Oder aber sie suchen ständig nach Menschen, die sie unterstützen könnten. In ihrer Unersättlichkeit übersehen sie die vielen hilfreichen Möglichkeiten, die für sie da sind. Es gibt ja nicht nur andere Menschen, die uns trösten. Es gibt viele Dinge in unserem Leben, die uns in einer solchen Situation wohltun können: Ein schönes Bild kann uns ansprechen, aber auch ein harmonischer Ort in der Natur, zu dem es uns hinzieht. Es kann auch ein Tier sein oder die Freude, im Chor zu singen, und nicht zuletzt auch die körperliche Anstrengung, sich etwa bei der Arbeit im Garten oder beim Sport zu verausgaben. Und letztlich ist Gott immer da, „der Gott allen Trostes", wie ihn Paulus nennt.

Untröstlich sind Menschen, die sich nicht trösten lassen. Beim Propheten Jeremia heißt es: „Rahel weint um ihre Kinder und will sich nicht trösten lassen" (Jer 31,15). Solche Menschen sind verzweifelt und ohne Hoffnung, unfähig auch, tröstliche Worte an sich heran- oder in sich hineinzulassen. Sie können keinen Frieden mit ihrer Situation machen. Zu groß ist der Schmerz. Wir sollen diesen Schmerz ernst nehmen und auch diese Trostlosigkeit aushalten. Bei einem trostlosen Menschen stehen zu bleiben, ihm im Wortsinn „beizustehen", an ihm und seiner konkreten Situation eingehendes, waches und genaues Interesse zu haben und ihn nicht mit frommen Worten zu vertrösten, das kann allmählich doch zum Trost werden. Aber der Schmerz muss ausgehalten werden. Wir können ihn nicht überspringen. Doch wenn jemand bereit ist, trotz der Schmerzen und in aller Trostlosigkeit bei ihm zu bleiben, und auch seine Klage über den Schmerz aushält, dann kann auch im trostlosen Menschen die Hoffnung wieder wachsen. Und dann kann er auf einmal leichter offen werden für die Dinge und Orte und auch für die Menschen, die für ihn zum Trost werden können, und es kann auch das grundlegende Vertrauen wachsen auf Gott und darauf, dass er aus dessen bergenden Händen niemals fallen kann.

Bei Beerdigungen wünschen sich die Hinterbliebenen oft das Lied von Dietrich Bonhoeffer: „Von guten Mächten treu und still umgeben, behütet und getröstet wunderbar." Bonhoeffer hat sich dem Unrecht des Dritten Reiches entgegengestellt und den Tod dafür in Kauf genommen. Gerade in der schwierigsten Situation seines Lebens, gefangen im Keller des Gestapogefängnisses, ohne Sprecherlaubnis und ohne Besuchsmöglichkeiten, als er darüber nachdenkt, was die christliche Botschaft in dieser unchristlichen Welt bedeutet, erfährt er sich getröstet: „von guten Mächten". Das ist kein naiver Optimismus. „Noch drückt uns böser Tage schwere Last", heißt es in der zweiten Strophe dieses Liedes, das er in einem Brief aus der Haft schmuggelt. Und auch mit der Möglichkeit des Todes, „dem Kelch, dem bittern", rechnet er. Aber stärker ist für ihn, auch unter diesen Umständen der Ohnmacht, der Glaube an die Macht Gottes, die sich in dieser Welt gezeigt hat. Trost spendet für Bonhoeffer also: sich mitten in der schmerzlichen Wirklichkeit dieser Welt, die man mit offenen Augen und ohne etwas zu beschwichtigen anschaut, getragen zu fühlen. Bonhoeffer spricht von Gott in einer weltlichen Sprache. Aber die Bilder, die er in seinem Lied entwirft, erreichen jeden Menschen. Manche Theologen meinen, die „guten Mächte„ seien ein Bild für die Engel Gottes, die uns überall begleiten und trösten. Andere glauben, dass er an die starken positiven Einflüsse gedacht hat, die er in seiner Familie erlebt hat: sich gehalten fühlen von seinen Eltern und Geschwistern, aber eben auch sich getragen fühlen von dem Glauben, den die Familie gelebt hat. Wie auch immer man das deuten mag – auf jeden Fall sind die guten Mächte ein berührendes Bild für den Trost, den das Vertrauen auf Gott uns schenkt.

Ein schönes Bild des Trostes hat Dostojewskij gezeichnet. In den „Brüdern Karamasow" schildert er ein Gespräch zwischen einer Frau, die ihr Kind verloren hat, und dem Starez, zu dem sie in ihrer Verzweiflung geht. Der Starez tröstet sie nicht mit frommen Worten und auch nicht mit dem Verweis auf das Jenseits, in dem das Kind jetzt glücklich in Gott ruht und wo sie sich einst wiedersehen werden. Das könnte durchaus ein Trost sein. Der Starez tröstet die Mutter vielmehr, indem er sie dem Leiden der Liebe überlässt. Er ermutigt sie, gerade wegen des Todes ihres Kindes weiter zu lieben. Und dann zeigt er die wahre Trostlosigkeit auf, die uns bedroht. Er nennt sie „die Hölle". Damit meint er nicht einen jenseitigen Zustand des Schreckens, sondern die Hölle, die wir uns hier auf Erden selber schaffen: „Die Hölle ist der Schmerz darüber, dass man nicht mehr lieben kann.“ Hier auf Erden vermag die Liebe die Trostlosigkeit zu verwandeln. Was uns tröstet, ist eine Liebe, die schon hier und jetzt Hoffnung vermittelt. Von dieser Liebe geht die Hoffnung aus, dass mein Dunkel jetzt aufgehellt wird, trotz allem; dass ich mitten in der Sinnlosigkeit Sinn erfahre, mitten in der Trauer, die mir den Boden unter den Füßen wegzieht, wieder festen Grund spüre. Rettenden Halt spendet eine Liebe, die den Mut hat, in die Dunkelheit, in den Schmerz, in die Trauer hineinzugehen und sie von innen heraus zu verwandeln. Das ist auch die Kernaussage des christlichen Glaubens: Jesus selbst ist mit seiner Liebe in die Dunkelheit und Trostlosigkeit dieser Welt hineingegangen und hat sie überwunden.

Der große Theologe des Mittelalters Thomas von Aquin (1225–1274) hat in seinem zentralen Werk, der „Summe der Theologie“, in einer eigenen Abhandlung, der „quaestio 38“, sieben Tröstungen beschrieben. Dabei verzichtet er zum großen Teil auf theologische Argumente. Er sieht im rein Menschlichen Hilfe für Menschen, die traurig sind und unter Schmerzen der Seele, den „passiones animae“, leiden. Er spricht vom Trost der Lust, der befreienden Kraft der Tränen, vom Mitleid der Freunde, der Schau der Wahrheit, vom Trost des Schlafes und des Bades. Dann erst spricht er vom Trost des Gebetes. Es sind bei Thomas vor allem philosophische

Gedanken. Sein Dialog mit der Philosophie ist aber zugleich ein Dialog mit der Psychologie. Denn die damalige Philosophie war gleichsam eine Vorläuferin der Psychologie. Es sind ganz menschliche und durchaus weltliche Dinge, die uns trösten. Thomas nimmt den Leib ernst. Trost ist für ihn nicht nur eine seelische Wirklichkeit, er muss auch im Leib erfahrbar sein. Und es sind elementar leibliche Phänomene wie das Schlafen oder die Möglichkeit, ein Bad zu nehmen, die auch unserer Seele Trost schenken. Für Thomas sind all diese Dinge freilich zugleich Geschenke Gottes an uns.

In diesem Buch greife ich solche Einsichten des hl. Thomas von Aquin, aber auch Überlegungen aus der Tradition der frühen Mönche auf, die ich in dem inzwischen vergriffenen Buch über „Die sieben Tröstungen" dargestellt und für die vorliegende Publikation bearbeitet habe. Und ich übernehme die tröstenden Bereiche, die ich in anderem Zusammenhang schon einmal ausführlicher beschrieben habe, wie Wandern, Musik, Spielen, Lesen usw. Im Nachdenken über das, was für uns tröstlich sein kann, sind mir aber noch viele andere Dinge eingefallen: bestimmte Orte oder Naturphänomene wie Bäume und Blumen, aber auch Tiere: Vögel, der Hund oder eine Katze. Es geht mir bei all dem nicht zuletzt auch darum, wie wir, die wir andere trösten, auch uns selber trösten und wie wir an die Quelle des Tröstergeistes in uns selber gelangen können.

So wünsche ich den Lesern und Leserinnen, dass sie sich

von den Gedanken dieses Buches anregen lassen, in ihrem eigenen Leben bestimmte Orte und ganz konkrete Gelegenheiten, aber auch die Wirklichkeit Gottes als hilfreich zu entdecken. Ich bin überzeugt, dass jeder und jede von Ihnen etwas findet, was ihm oder ihr schon einmal Trost gespendet hat und was weiterhin etwas Tröstendes ist, das Sie entweder bei sich haben oder zu dem Sie immer wieder hinfinden, wenn Sie sich als trostbedürftig erfahren.

1.
Vom falschen und vom billigen Trost

„FERTIGWAREN" UND „LEERFORMEN"

Rainer Maria Rilke nennt in der zehnten seiner „Duineser Elegien" die Religionen einen „Trostmarkt". Seine Kritik: Auf diesem Markt wird Trost gleichsam als konfektionierte Fertigware angeboten und als Beruhigungsmittel verkauft. Es sind für ihn aber nur sprachliche Leerformeln. Als „Gußformen des Leeren" charakterisiert Rilke solche offensichtlich unangemessenen Trostmittel. Er besteht darauf, dass wir nicht vorschnell über die Schmerzen hinweggehen oder vor ihnen davonlaufen, sondern uns ihnen stellen. Sie gehören zu uns. Sie sind „unser winterwähriges Laub, unser dunkeles Sinngrün, *eine* der Zeiten des heimlichen Jahres –, nicht nur Zeit –, sind Stelle, Siedelung, Lager, Boden, Wohnort."

Wenn jemand an sich selber leidet oder starke Schmerzen ihn plagen, dann ist es ein leerer Trost, ihn mit der frommen Formel abzuspeisen: „Gott liebt dich. Bete, dann wird alles leichter." Auf einem solchen Trostmarkt wird der Trost allzu billig verkauft. Ein „billiger" Trost für einen Betroffenen ist auch der Hinweis, nach dem Tod werde Gott ihm alles Leid und allen Schmerz vergelten. Dann werde er es im ewigen Leben umso schöner haben. Das ist eine Vertröstung auf später. Doch die Menschen in Not suchen hier und jetzt Trost. Es hilft ihnen nicht weiter, wenn jemand ihr Leid mit frommen Worten zudeckt. Und es tröstet sie nicht, wenn man ihnen sagt, sie sollten auf Gottes Hilfe vertrauen, dann werde schon alles gut. Die Menschen wollen den Trost nicht *irgendwann* erfahren. Fromme und vor allem floskelhafte Worte dringen nicht zum Herzen des anderen vor. Manchmal sind solche frommen Floskeln der Versuch, dem Leid des ungetrösteten Menschen aus dem Weg zu gehen: Ich verstecke mich hinter solchen Worten, um mich nicht auf das Leid des anderen einzulassen. Trösten kann aber nur ein Glaube, der den Schmerz nicht überspringt, sondern darauf vertraut, dass ich mit und in all meinem Leid trotzdem in Gottes Hand bin, dass ich nicht in die Leere stürze, sondern letztlich getragen bin.

Der göttliche Trost liegt auch für den religionskritischen Rilke im Menschlichen, ja im Menschen selbst. So schreibt er in einem Brief an Marie von Thurn und Taxis am 6. September 1915: „Es ist ja sicher, dass der göttlichste Trost im Menschlichen selbst ist, mit dem Troste eines Gottes wüssten wir wenig anzufangen; sondern es müsste nur unser Auge eine Spur schauender, unser Ohr empfangender sein, der Geschmack einer Frucht müsste uns vollständiger eingehen, wir müssten mehr Geruch aushalten, und im Berühren und Angerührtsein geistesgegenwärtiger und weniger vergesslich sein –: um sofort aus unseren nächsten Erfahrungen Tröstungen aufzunehmen, die überzeugender, überwiegender, wahrer wären als alles Leid, das uns je erschüttern kann." Rilke lehnt den Glauben an Gott also nicht ab, im Gegenteil: Er kreist sein Leben lang um diese letzte Wirklichkeit. Aber Gott ist für ihn der, der uns zu uns selbst, zu unserem inneren Geheimnis zurückführen möchte. Wenn der Glaube uns zu uns selbst zurückführt, dann erfahren wir im Inneren den göttlichen Trost, der gerade darin besteht, intensiv in unseren Sinnen zu sein und in unserem Schauen, Hören, Riechen und Tasten das Geheimnis der Natur und darin das Geheimnis des Lebens zu spüren. Dann sind wir ganz bei uns selbst. Und das ist für Rilke Trost, der stärker ist als alles Leid, das uns im Leben heimsucht.

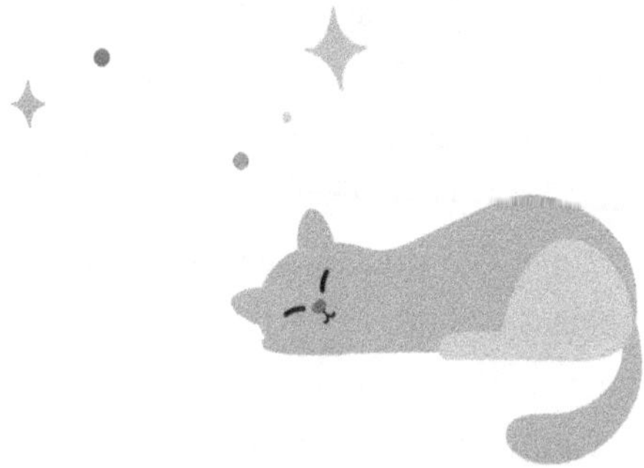

KEIN VERTRÖSTEN, KEINE BESSERWISSEREI

Vertrösten zielt immer auf die Zukunft. Ich halte den trostbedürftigen Menschen aber nur hin, wenn ich ihm eine Hoffnung mache, an die ich selbst nicht glaube. Ich lasse mich nicht auf das gegenwärtige Leid ein, sondern verweise auf die Zukunft. Das kann rein weltlich geschehen in Worten wie: „Es wird schon wieder besser. Morgen sieht die Welt anders aus.“ Ich erlebe trauernde Menschen, die sich tief verletzt fühlen, wenn ihnen jemand sagt: „Mach doch mal Urlaub, dann kommst du wieder auf andere Gedanken. Der Tod ist doch schon sechs Wochen her. Schau nach vorne.“ Mit solchen Worten lasse ich mich nicht auf den gegenwärtigen Schmerz ein. Ein solches Vertrösten kann auch religiös gefärbt sein: „Im Himmel wird alles anders sein. Da wird Gott alle deine Tränen abwischen. Da wird es dir gut gehen.“ Auch solche Vertröstungen, die ein besseres Jenseits versprechen, sind der Versuch, den Schmerz des trauernden Menschen zu überspringen. Ich lasse mich auch da nicht auf den anderen ein, sondern vertröste ihn auf eine bessere Zukunft. Leidende Menschen suchen aber nach Trost im Sinne von etwas, was sie *jetzt* hält und trägt. Das muss nichts „Großes“ sein, aber halten muss es. Trost kommt von „Festigkeit“, „Standfestigkeit“. Ich tröste den trauernden Menschen, wenn ich bei ihm stehen bleibe, wenn ich ihn nicht nur äußerlich bedauere, sondern mit meiner Person seine Tränen, seine Verzweiflung, seine Haltlosigkeit und Sinnlosigkeit aushalte. Ich brauche dann gar nichts zu sagen: Schweigend die Not des anderen und den trauernden Menschen selbst auszuhalten – das tröstet wirklich.

Der trostbedürftige Mensch braucht auch keinen Besserwisser, der ihm Ratschläge erteilt, was er künftig alles anders und richtig machen soll. Wenn ich jemand einen Ratschlag erteile, stelle ich mich über ihn. Doch dann fühlt sich der andere gedemütigt. Ich gebe den Ratschlag von oben herab und an der Wirklichkeit des Menschen vorbei. Wenn ein Mensch in der Depression den Rat hört: „Reiß dich zusammen!", oder: „Stell dich nicht so an!", oder: „Du musst deine negativen Gedanken loslassen!", oder eine Trauernde: „Geh einfach mal spazieren oder lies ein interessantes Buch, das dich ablenkt!" – was soll ein betroffener und in der Seele verletzter Mensch damit anfangen? Der trostlose Mensch braucht einen Tröster, der sich auf die gleiche Ebene stellt wie er, der erst einmal gar nichts sagt, sondern einfach nur zuhört. Er setzt sich auch nicht unter Druck, dem anderen kluge Ratschläge geben zu müssen. Er sagt gar nichts. Er hört nur schweigend zu. Ab und zu stellt er eine Frage, um dem trauernden Menschen die Gelegenheit zu geben, noch mehr von sich zu erzählen. Wenn er genügend erzählt hat, kann man nachfragen: „Was brauchst du? Was könnte dir helfen? Was wünschst du dir von mir?" Dann findet der trauernde Mensch vielleicht selbst Wege, die ihm gut tun und die seine Trauer langsam verwandeln. Der Tröster sollte seine eigene Hilflosigkeit und Ohnmacht aushalten. Wenn ihm dann spontan ein hilfreicher Gedanke kommt, kann er ihn natürlich aussprechen. Oder er könnte erzählen, was ihm selbst in einer ähnlichen Trauersituation geholfen hat. Dann bleibt er auf der gleichen Ebene wie der Trauernde. So kann ein Gespräch entstehen, das wirklich tröstet.

VERGLEICHEN IST DER FALSCHE WEG

Manche neigen dazu, ihr Leid mit dem anderer zu vergleichen. Um sich selbst zu trösten sagen sie dann: Anderen geht es noch schlechter als mir. In Afrika hungern die Menschen. Und ich habe genug zu essen. Oder: Die Menschen, die nach außen hin so erfolgreich sind, sind auch nicht glücklich, ja man hört doch, dass gerade sie oft große seelische Not haben. Das Vergleichen meines Leids mit dem Leid anderer hilft mir aber nicht weiter. Es ist mein Leid, in dem ich Trost suche. Natürlich kann der Blick auf andere mein eigenes Leid relativieren. Aber einen wirklichen Trost finde ich nicht in der Erkenntnis, dass es anderen noch schlechter geht als mir. Jetzt geht es *mir* schlecht. Ich muss mein Leid und meinen Schmerz auch würdigen und darf sie nicht durch solches Vergleichen überspringen. William Somerset Maugham sagt einmal, etwas spöttisch: „Es ist ein großer Trost, andere dort scheitern zu sehen, wo man selbst gescheitert ist." Für mich wäre das kein Trost. Denn auf diese Weise stelle ich mich meinem Scheitern nicht. Ich lasse den Schmerz über mein Scheitern nicht zu. Doch in einen neuen Anfang verwandelt werden kann das Scheitern nur dann, wenn ich den Schmerz darüber zulasse und wenn ich durch das Scheitern meine Vorstellungen über mein Leben zerbrechen lasse. Nur dann werde ich aufgebrochen für neue Möglichkeiten. Nur dann vermag ich einen Aufbruch in Neues zu wagen.

DIE VERSPRECHEN DES MARKTES

Eine Untersuchung von kommerzieller Werbung hat jüngst ergeben, dass emotionale Botschaften wie Freundschaft, Inspiration, Wärme oder Glück, wenn sie mit Produkten verbunden waren, besonders erfolgreich waren. Die heutige Werbung arbeitet bewusst mit solchen Emotionen und oft – manchmal unausgesprochen – auch mit Trostsignalen. Da wird etwa subtil ein Problem oder eine Sehnsucht angesprochen, und das Produkt erscheint als Lösung bzw. Erfüllung. Da wird einem im Grund versichert: „Wenn du dieses Produkt kaufst, geht es dir besser." In dieser Art moderner Werbung steht nicht so sehr die Information über die Qualität oder die praktische Funktion der Produkte – wie z. B. eines Autos oder einer Spülmaschine – im Vordergrund. Wichtig sind die Gefühle, die das Produkt im Käufer bewirkt. Ein BMW gibt ein neues Fahrgefühl, er vermittelt Freiheit am Steuer. Bei Reiseangeboten kommt es nicht auf den möglichst billigen Preis an, sondern auf das Glücksgefühl, an den angepriesenen Ort zu fahren, die wunderbare Landschaft zu genießen. Aber auch einfachere Produkte sollen ein Glücksgefühl auslösen, beispielsweise ein gutes Waschmittel, das das Kleid von allen Flecken reinigt. Doch der Trost, den die Werbung verspricht, ist kein wirklicher Trost. Er kann für den Augenblick ein gutes Gefühl erzeugen. Aber das Gefühl wird nicht anhalten. Und vor allem kann das gute Gefühl meine Leere nicht füllen und meine Trauer nicht verwandeln. Wenn ich tief in der Trauer stecke, erreichen mich Werbesprüche nicht wirklich. Ich traue ihnen nicht. Dennoch glaubt die Werbung daran, dass sie die Menschen trösten, dass sie in den tristen Alltag glückliche Momente zaubern kann. Manchmal treten auch christliche Gruppierungen mit solchen Werbesprüchen an die trauernden Menschen heran. Sie versprechen ihnen, dass sie in ihrer Gemeinschaft von gläubigen Menschen Trost finden. Die Frage ist auch hier immer, ob sie ihre Versprechen auch einlösen können. Hilfreiche Verbundenheit ist mehr als eine Behauptung von außen, sie will erfahren werden.

2.
Vom Trost in der Verbundenheit

DER BEISTAND DER FREUNDE

Wenn es mir selbst nicht gut ging, war es für mich immer wichtig, Menschen um mich zu wissen, die mich verstehen und die mich tragen. Meine Erfahrung dabei war: Sie können mir das Leid nicht wegnehmen, aber sie sind bei mir. Sie stehen zu mir. Sie fragen, was sie für mich tun können. Sie geben mir auch den Raum, den ich für mich allein brauche. Aber wenn ich sie wirklich brauche, sind sie auch da. Sie fühlen sich in meine Situation hinein und stellen sich an meine Seite. Das geht weit über bloße Resonanz hinaus: Manchmal haben mich meine Freunde auch erst dazu gebracht, meine Situation wirklich anzuschauen. Meine erste Reaktion war oft, das Leid, das mich getroffen hat, zu relativieren oder es zu verdrängen, gar nicht richtig hinzuschauen. Indem der Freund, die Freundin mir aber vermittelt hat, wie sehr meine Situation, meine Enttäuschung, meine Bitterkeit, meine Krankheit auch sie betrifft, haben sie mir die Augen geöffnet. Und ich hatte dann den Mut, meine Situation ehrlich anzuschauen, den Schmerz wirklich zuzulassen und ihn nicht mit Aktivitäten zu überspringen. Die erste Hilfe der mitfühlenden Freunde war also zwar eine Verstärkung meines Leids. Doch gerade weil ich mich dem Schmerz dann offen zuwenden konnte, hat er sich verwandelt. Ich bin im Leid meiner eigenen Wahrheit begegnet. Und ich habe gespürt, was ich in meinem Leben ändern sollte. Das Leid ist so zur spirituellen

Herausforderung geworden. Ich habe erfahren: Es hilft nicht, wenn ich es zudecke, indem ich mich mit Arbeit zuschütte, sondern wenn ich mich dem Schmerz und meiner Traurigkeit wirklich stelle und durch sie hindurch in den Grund meiner Seele gelange. Das Mitleid der Freunde hat mich immer in die eigene Wahrheit geführt. Die eigene Wahrheit hat das Leid zwar zunächst verstärkt, aber dann auch gemildert und verwandelt.

Auch Thomas von Aquin sagt, dass das Mitleid der Freunde unsere Traurigkeit mildert, weil der Freund die Last aus Liebe zu uns mitträgt. Er kann sich dabei auf die Griechen beziehen, die das Lob der Freundschaft gesungen haben. Aristoteles sagt: „Die Freundschaft aber ist ein Wohlwollen in denen, welche sich von gleich zu gleich einander zuwenden.“ Es ist die Erfahrung, die der Volksmund in dem Satz ausdrückt: „Geteiltes Leid ist halbes Leid.“ Der wirkliche Freund, der Mitleid mit mir hat, trägt meine Last mit. Das erleichtert meine Last, lindert meine Belastung. Im Mitleid meiner Freunde erkenne ich ihre Liebe. Und die Liebe ist immer Grund zur Freude. Wenn ich mich von Freunden geliebt weiß, kann ich meine Schmerzen leichter ertragen.

Auch heute ist die Sehnsucht nach Freundschaft ungebrochen. Doch im Zeitalter des Internets gehen vor allem junge Menschen andere Wege. Durch einen Computer-Klick glauben sie sich einer Freundschaft versichern zu können. Nähe und Ferne mischen sich dabei auf seltsame Weise. Der Philosoph Jürgen Mittelstraß sieht diese Wege allerdings skeptisch: „Einerseits wird alles nah und gegenwärtig; jeder ist jederzeit über Chatrooms, Facebook, Youtube, Twitter erreichbar. Andererseits hat diese Nähe eine neue Qualität: Sie wird in gewissem Sinn belanglos. Wer ständig mit vielen in Verbindung steht, verliert den Einzelnen und sich selber aus dem Auge.“

SELBER ANDEREN TROST WERDEN

Die niederländische Schriftstellerin Connie Palmen, die ihren Mann verloren hat, hat ein Buch über ihre Erfahrung geschrieben mit dem Titel: „Logbuch eines unbarmherzigen Jahres". Was sie später in einem Interview sagte, finde ich besonders berührend, weil sie nicht bei ihrer eigenen leidvollen Erfahrung stehenbleibt: „Wenn jemand im Freundeskreis jemand seinen Mann oder seine Frau verliert, weiß ich, was ich tue: Ich mache einen großen Topf Suppe, packe ein paar Sachen ein, fahre hin und sage fast nichts. Ich empfange den Besuch, damit der Trauernde sitzen bleiben kann. Ich mache Kaffee, hole Wein, all die einfachen Dinge." Sie hat selber erfahren: Diese einfachen Dinge, nicht große oder kluge Worte sind es, die trösten und uns verbinden.

Das Beispiel Connie Palmens zeigt: Ich werde für andere zum Trost, wenn ich auf sie zugehe, bei ihnen stehen bleibe, wenn ich ihre Verzweiflung, ihr Leid, ihre Tränen, ihre Rebellion aushalte. Allein das schweigende Stehenbleiben wird dem anderen zum Trost. Etwas Ähnliches meint das griechische Wort „parakalein" = „herbeirufen", „einladen", „ermuntern", „beistehen". Ich rufe den anderen zu mir, damit er den Mut findet, von sich zu erzählen. Und ebenfalls einen ähnlichen Sinn hat das (schon einmal erwähnte) lateinische Wort „con-solatio": mit dem Einsamen sein, in seine Einsamkeit hineingehen und mit ihm alles aushalten, was ihn bedrückt.

Viele Trauernde haben das Gefühl, dass die Leute ihnen aus dem Weg gehen, weil sie mit ihrer Trauer nichts zu tun haben wollen. Das verletzt sie. Sie sehnen sich nach Menschen, die ihnen beistehen, die den Mut haben, in ihre Einsamkeit, in ihre Not und in ihre Trauer hineinzugehen und bei ihnen und mit ihnen zu sein und so mit ihnen die schwere Situation meistern.

Ich muss in einer solchen Situation nicht Erklärungen für ihren Schmerz finden. Ich muss überhaupt nicht viel sagen. Es genügt, wenn ich beim anderen ausharre und ihn in seiner Trauer aushalte. Ich muss mir dabei allerdings verbieten, die Verzweiflung des anderen zu verharmlosen oder die Sinnlosigkeit zu überspielen, indem ich sofort nach einem Sinn suche. Der Begründer der Logotherapie hat auf die Bedeutung der Sinngebung hingewiesen, um das Leben auszuhalten: Viktor E. Frankl rät zwar auch, die Trauer dadurch zu überwinden, dass wir dem Verlust eines lieben Menschen einen Sinn abringen. Doch dem Trauernden kommt erst einmal alles sinnlos vor. Und diese Sinnlosigkeit muss ich mit ihm aushalten. Nur wenn ich sie aushalte, können wir irgendwann einmal gemeinsam nach einem Sinn fragen. Der Tod eines Kindes etwa hat in sich keinen Sinn. Auch wenn es – so Frankl – unsere Aufgabe wäre, diesem sinnlosen Tod einen Sinn abzuringen, ihm einen Sinn zu geben, dann kann das dennoch nicht sofort in der Trauer geschehen. Dazu braucht es einen inneren Abstand. Erst so kann ich überlegen, wie ich auf den Tod meines Kindes reagieren möchte. Ich kann ihm einen Sinn abringen, etwa indem ich selbst sensibler für andere Menschen werde, die von einem Schicksalsschlag niedergestreckt sind.

Auch unabhängig von der Trauersituation nach dem Verlust eines geliebten Menschen empfinden wir einen Menschen oft als Trost – allein durch sein Dasein. Wir spüren: Der andere tut uns gut. Und so suchen wir seine Nähe. Wir erwarten gar keine klugen Worte von ihm. Wir möchten einfach in seiner Nähe sein, weil von ihm etwas Tröstliches ausgeht. Wir spüren: Auch dieser Mensch kennt das Leid aus eigener Erfahrung. Und er hat keine Angst, sich auf unser Leid einzulassen und es mit uns auszuhalten. Das macht auch unsere Situation leichter.

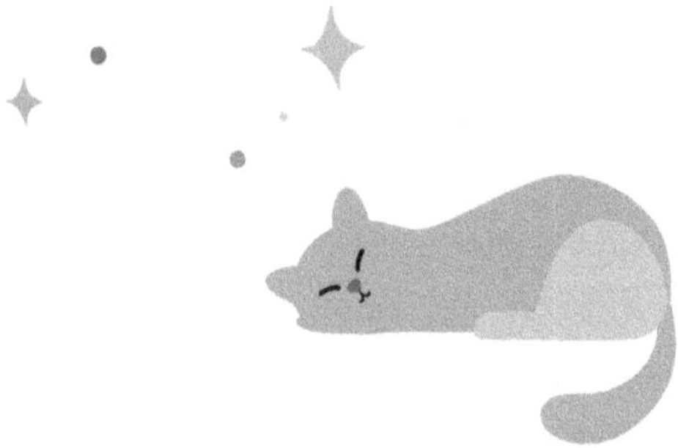

EINE UMARMUNG OHNE WORTE

Wenn uns ein Freund vom Tod seines Vaters oder seiner Mutter erzählt, dann drängt es uns oft spontan, ihn einfach zu umarmen. Uns fehlen in einer solchen Situation oft die Worte. Aber da bedarf es auch keiner Worte. Wenn wir die trauernde Freundin umarmen, ohne dass wir etwas sagen, kann sie sich bei uns ausweinen. Den Tränen freien Lauf zu lassen, das tut ihr gut. Und sie spürt, dass wir keine Angst vor ihrer Trauer haben. Sie fühlt sich getröstet. Sie spürt: Da ist jemand bei mir. Er steht zu mir. Er hält mich aus mit meiner Trauer.

Wenn wir einen trauernden Menschen umarmen, brauchen wir freilich ein gutes Gespür, ob der andere dafür offen ist. Es gibt Menschen, die so verletzt sind, dass die Umarmung für sie zu eng ist. Sie fühlen sich dann überrumpelt. So sollen wir uns in den anderen hineinspüren: Was tut ihm gut? Reicht ihm der Händedruck und ein tröstendes Wort? Wir spüren es an der Ausstrahlung des Trauernden, was ihm jetzt gut tut. Auf keinen Fall dürfen wir uns ihm aufdrängen. Aber wenn wir spüren, dass die Umarmung stimmig ist, sollten wir sie wagen, ganz gleich, was die anderen Menschen dazu sagen. In unserer Umarmung vermitteln wir dem anderen nicht nur, dass wir ihm nahe sind. Er kann vielleicht in unserer Umarmung erahnen, dass Gott ihn umarmt, auch in all seinem Leid und seiner Trauer.

EIN VERTRAUTES GESPRÄCH

Wenn es uns nicht so gut geht, suchen wir gerne das Gespräch mit einem Menschen, dem wir vertrauen können. Es tut uns schon gut, einem anderen einfach zu erzählen, wie es uns geht, woran wir leiden, was uns bedrückt. Das Aussprechen bringt Bewegung in unsere Gedanken. Wenn wir mit unseren Gedanken allein bleiben, verfallen wir oft ins Grübeln. Indem wir die Gedanken aussprechen, belasten sie uns nicht mehr. Das haben schon die frühen Mönche erkannt. Für sie war das Gespräch eine große Hilfe, wenn sie von vielerlei Gedanken und Emotionen heimgesucht wurden. Wir erwarten vom Gesprächspartner gar nicht, dass er unsere Probleme löst. Darum geht es gar nicht. Aber zu spüren, dass der andere uns so annimmt, wie wir sind, auch mit unseren „komischen“ Gedanken und eigenartigen Gefühlen, das tut uns gut. Wir spüren, dass der andere sich für uns interessiert und dass er uns nicht bewertet. Er stellt Fragen, um noch mehr aus uns herauszulocken. Eine Frage stellen bedeutet ursprünglich: eine Furche graben in den Acker unserer Seele. Die Frage bricht uns auf, sodass wir uns selber besser kennenlernen und noch mehr von uns aussprechen können. Und wir erfahren im Gespräch die Gemeinschaft mit einem anderen Menschen. Friedrich Hölderlin spricht davon, dass wir ein Gespräch *sind.*

Seit ich diese Verse von Friedrich Hölderlin über das Gespräch gelesen habe, habe ich viel nachgedacht über das Geheimnis des Gespräches und manches Gespräch intensiver erlebt. Hölderlin schreibt in dem Gedicht „Friedensfeier“ die wunderbaren Verse:

> *„Viel hat erfahren der Mensch. / Der Himmlischen viele genannt, / Seit ein Gespräch wir sind / Und hören können voneinander.“*

Er zeigt uns hier in wenigen Worten auch die Bedingungen für ein gutes Gespräch.

Die erste Bedingung ist, dass die Menschen, die miteinander sprechen, viel erfahren haben. Sie sprechen aus eigener Erfahrung. Sie wiederholen nicht, was andere gesagt haben, sondern sie drücken das aus, was ihr Herz im Innersten erfahren, erspürt, erahnt hat.

Die zweite Bedingung ist, dass das Gespräch offen ist für die Himmlischen. Hölderlin meint damit offensichtlich: offen sein für das Transzendente. Ein gutes Gespräch öffnet immer auch den Himmel über uns. Wir berühren etwas, was uns übersteigt. Dann entsteht nicht nur Gemeinschaft zwischen den Sprechenden, sondern auch mit dem, den sie in allem Sprechen mitmeinen, mit Gott. Das sind die beiden Bedingungen für das Gelingen eines Gespräches.

Wir führen dann nicht nur ein Gespräch, wir *sind* ein Gespräch. Die Vorsilbe „Ge-“ drückt die Gemeinschaft aus. Es geschieht etwas im Gespräch. Wir fühlen uns verstanden und geborgen. Wir erfahren den Gesprächspartner als einen, der zu uns steht und uns bedingungslos annimmt.

Zwei Bilder beschreiben das Gespräch. Das *erste* Bild: Wir führen nicht nur ein Gespräch, wir sind ein Gespräch. Die Gesprächspartner sind nicht darauf fixiert, gut miteinander zu sprechen, angemessen zu argumentieren, gut zuzuhören, sondern beide *sind* ein Gespräch. Sie stehen unter keinem Leistungsdruck, ein gutes Gespräch zu führen. Sie sind beide authentisch. Sie sind bei sich und zugleich beim anderen. Sie sprechen das aus, was sich in ihrem Herzen formt, ohne irgendeinen Druck, mit den Worten Eindruck zu machen.

Das *zweite* Bild: Sie hören nicht nur aufeinander. Sie sind nicht nur gute Zuhörer. Sie hören vielmehr voneinander. Voneinander hören, das heißt für mich: Ich nehme mir etwas vom anderen. Voneinander hören heißt: teilhaben an der Herkunft des anderen, an seiner Geschichte, an seiner Erfahrung, an seiner Stimmung, an seinem Herzen. Wenn ich vom anderen höre, gelange ich an den Ausgangspunkt, von dem er ausgeht, an seinen Wurzelgrund, aus dem er lebt. Im Gespräch bekommen wir Anteil aneinander, an unserer Geschichte, an unserer Herkunft, an unseren Wurzeln. Und so entsteht im Gespräch etwas Neues. Durch Anteilnahme entsteht Gemeinschaft, Teilhabe, ein Miteinander-Teilen.

Ein Gespräch ist etwas anderes als ein Wortwechsel oder ein Austausch von Argumenten. Es schafft die Gemeinschaft zwischen Sprechenden, nicht zwischen Redenden. Sie werden nicht nur ein Gespräch, sie *sind* ein Gespräch. Und in dieser menschlichen Verbundenheit liegt Halt und Trost.

MITEINANDER SPRECHEN UND SICH VERSTEHEN

Ich spreche mit einem Freund, der mich versteht. Er fragt nach und antwortet auf das, was ich ihm erzähle. Und auf einmal entsteht ein Gespräch. Ich fühle mich verstanden. Wir verstehen uns. Ein Wort ergibt das andere. Wir gehen im Gespräch immer tiefer, bringen Seiten unserer Seele zum Klingen, die sonst im Alltag kaum eine Chance haben, sich zu zeigen. Wir sprechen miteinander, ohne dass wir auf die Zeit schauen. Das Gespräch ergibt sich einfach. Und es beglückt uns. Wenn wir auseinandergehen, spüren wir: Das war schön. Es hat uns gut getan.

Ich kann mich an gute Gespräche erinnern, die für mich eine Tröstung waren. In einer Zeit, in der es mir nicht gut ging, habe ich einmal mit einem Freund über das Problem gesprochen, dass ich bei Vorträgen, die ich zu halten hatte, oft anfing zu schwitzen. Alle Bemühungen, durch Meditation oder durch psychologische Beratung davon frei zu werden, hatten nicht weitergeholfen. Da sagte er mir nur: „Warum willst du davon frei werden? Du hast einfach Gefühle. Die dürfen doch sein.“ Das war für mich befreiend. Seit diesem Gespräch habe ich mich nicht mehr unter Druck gesetzt, möglichst sicher am Rednerpult zu stehen. Ich habe meine Gefühle zugelassen. Und schlagartig war das Schwitzen kein Problem mehr. Das war ein Gespräch, das mir bei einem ganz konkreten Problem geholfen hat. Es war kein Beratungsgespräch, sondern ein Gespräch unter Freunden. Es hat sich so ergeben. Und war doch viel wirkungsvoller als manches Beratungsgespräch.

Es gab natürlich auch viele andere Gespräche, die kein Problem lösen wollten. Wir haben einfach miteinander gesprochen. Wir kamen auf wichtige Themen. Wir hatten das Gefühl, dass wir uns verstehen. Da war kein Druck, sich dem anderen gegenüber verständlich zu machen. Es entstand vielmehr einfach ein Gespräch. Wir haben einander ergänzt, einander befruchtet. Ein Wort gab das andere, und wir kamen immer tiefer hinein in das Geheimnis des Menschseins, vielleicht sogar in das Geheimnis Gottes. Wir berührten da gleichsam einen Zipfel des Himmels. So ein Gespräch hat wohl Augustinus im Blick, als er im 9. Buch seiner „Bekenntnisse" von seinem Gespräch mit seiner Mutter Monika berichtet. Sie sprachen miteinander über das ewige Leben. Auf einmal hatten sie das Gefühl, dass der Himmel sich über ihnen öffnete. Es entstand ein tiefes Schweigen, in dem sie das berührten, wovon sie gesprochen hatten. Sie hatten im Sprechen ihre Herzen füreinander geöffnet, aber auch für das, wonach sie sich sehnten. So wurden sie im Sprechen eins mit dem, wonach sie sich sehnten, mit Gott, dem Ziel ihres Lebens.

Nicht jedes Gespräch hat diese Tiefe, von der Augustinus berichtet. Doch immer dann, wenn ein Gespräch entsteht, „wenn wir ein Gespräch sind", dann lösen sich die Beschwernisse der Seele auf, dann wird es einem leicht ums Herz. Ein solches Gespräch ist Tröstung inmitten von Trostlosigkeit, es schenkt Hoffnung auch in der Verzweiflung. Es schafft Gemeinschaft dort, wo ich mich vorher völlig einsam und isoliert fühlte. Für uns Heutige ist es nicht einfach, an die Erfahrung des Gesprächs heranzukommen, von der Augustinus erzählt und die Hölderlin meint. Wir greifen schnell zum Telefonhörer, um unsere Sorgen loszuwerden. Das Gespräch braucht offensichtlich auch den rechten Zeitpunkt. Und es braucht Muße. Wenn ich alles sofort loswerden möchte, was mich belastet, dann kann das eine kurze Entlastung sein. Aber es entsteht kein Gespräch. Wir haben nicht die Zeit, das aus uns herausbrechen zu lassen, was tief in unserem Herzen ist. Wir bleiben an der Oberfläche. Es braucht Zeit, es braucht einen geschützten Rahmen, und es braucht die Offenheit der Herzen, die Bereitschaft, nicht nur einander zuzuhören, sondern voneinander zu hören, damit wir aneinander Anteil bekommen, – dann kann ein Gespräch entstehen, das zur Tröstung wird.

ZUGEHÖRIG SEIN UND GEHÖRT WERDEN

Menschen verstummen, wenn sie nicht gehört werden. Wenn der Ehepartner meine Worte nicht ernst nimmt, sondern sie überhört, dann habe ich irgendwann keine Lust mehr, das zu sagen, was mich innerlich bewegt. Ich verstumme. Menschen, die in der Firma nicht gehört werden, verstummen ebenfalls. Am Anfang wollen sie sich engagieren in der Firma, sie haben Vorschläge, was man verbessern könnte, oder sprechen Dinge an, die nicht gut laufen. Doch wenn sie nicht gehört werden, dann resignieren sie allmählich. Sie ziehen sich auf sich selbst zurück. In der Gesellschaft gibt es ganze Gruppen, die sich nicht gehört fühlen. Die „Unerhörten" werden dann oft aggressiv. Sie vertreten radikale Meinungen und spalten die Gesellschaft. Die Sehnsucht, die hinter diesem oft ungehörigen Verhalten steht, ist: endlich Gehör zu finden.

Nur wenn ich gehört werde, fühle ich mich zugehörig. Ich gehöre dann zur Gemeinschaft. Das trägt mich. Hören und Gehörtwerden, das schafft Gemeinschaft, Zugehörigkeit. Das tröstet mich in meiner Einsamkeit. Ich werde nicht überhört, sondern meine Worte finden ein Gegenüber, das bereit ist, mich anzuhören. Indem ich angehört werde, gehöre ich dem anderen an, entsteht eine innere Gemeinschaft mit ihm. Das tut mir gut. Und indem ich zuhöre und mit meiner Aufmerksamkeit ganz beim anderen bin, vergesse ich auch meine eigenen Sorgen und Probleme. Auch das tut mir gut.

DER HEIMAT VERBUNDEN – IN DER SEELE BERÜHRT

Es gibt ein chinesisches Werk aus dem 17. Jahrhundert mit dem Titel: „Die 33 glücklichen Augenblicke des Herrn Chin Shengtan“. Dort heißt es: „Ein Mann kommt von einer langen Reise nach Hause zurück; er sieht das alte Stadttor und hört die Frauen und Kinder auf beiden Seiten des Flusses in seiner Mundart reden. Ist das vielleicht nicht Glück?“ Wir leben in einer ganz anderen Zeit, in einer anderen Kultur und auf einem anderen Kontinent: Und doch erleben wir etwas Ähnliches, wenn wir uns – von weit her kommend – wieder unserer Heimat annähern. Wenn wir in unsere Heimat kommen, dann sind es viele Dinge, die uns trösten: die Landschaft mit ihrem eigenen Geruch, die Erinnerungen an Erlebnisse von Geborgenheit, an die ersten wichtigsten Erfahrungen unseres Lebens, an die erste Liebe. Die vertraute Landschaft zu sehen, ist ein Augentrost. Wir können oft gar nicht beschreiben, was uns an der heimatlichen Landschaft berührt. Es ist einfach der gewohnte Anblick, das Vertraute, das Geheimnisvolle, das Bergende. Aber es gibt nicht nur den Augentrost, sondern auch den Ohrentrost. Von ihm spricht der chinesische Weise. Wenn wir den Dialekt unserer Heimat hören oder einfach nur die Färbung der Sprache, wie sie an unserem Heimatort üblich ist, dann berührt das auch unser Herz. Wir kommen über die Berührung mit der Sprache auch in Berührung mit tiefen Emotionen. Nicht umsonst sprechen wir von der Muttersprache. Die Sprache ist Heimat. Das gilt zum einen von den Worten, in denen wir unsere Gefühle und Erfahrungen ausdrücken. Worte schaffen Heimat. Das gilt aber auch vom Klang der Sprache, vom Dialekt, den wir reden. Der Dialekt ist eine Sprache des Herzens. Es ist die Weisheit des Herzens, die gerade auch in besonderen Redensarten der jeweiligen Landschaft zum Ausdruck kommt: Wort und Klang gewordene Erfahrung und Weisheit. Im Dialekt klingt immer auch Liebe mit. Was im Dialekt gesprochen wird, das kommt aus dem Herzen, und das ist mit Liebe erfüllt.

Von der Sprache her merke ich, dass das Oberbayrische, das mich als Kind umgeben hat, Heimatgefühle auslöst. Der fränkische Dialekt ist mir zwar vertraut. Aber er bleibt immer nur Wahlheimat. Ich könnte nie selber darin heimisch werden. Da spüre ich eine innere Distanz. Es ist nicht meine Sprache. Wenn mich bei Vorträgen Leute ansprechen, sie würden aus meiner fränkischen Heimat kommen, dann erkenne ich natürlich am Akzent den Franken. Aber wenn ich bei Vorträgen oder Konferenzen auf Menschen mit einem oberbayrischen Akzent treffe, dann stellt sich sofort Vertrautheit und das Gefühl von Heimat ein.

Wenn ich daheim bin, besuche ich auch das Grab meiner Eltern. Da verdichtet sich für mich Heimat. Da ist ein Ort, an dem sie auf andere Weise präsent sind als im Elternhaus. Und ich schaue mich dann auch nach anderen Gräbern um. Ich lese die Namen. Manche sind mir vertraut. Auch das ist für mich Heimat. Die Erinnerung an all die Menschen kommt hoch, die in meinem Leben, gerade in meiner Kindheit, eine Bedeutung für mich hatten: alte Lehrer, Nachbarn, Kirchgänger, Klassenkameraden.

Ein anderes Gefühl des Zu-Hause-Seins kommt in mir hoch, wenn ich von einer längeren Reise wieder nach Münsterschwarzach heimkehre. Da grüßen mich schon die Türme der Abteikirche, die die Landschaft bestimmen. Da spüre ich, dass ich heimkomme. Ich spüre die Heimat, wenn ich durch den Kreuzgang gehe und mich an die Mitbrüder erinnere, die mich geprägt haben und die diesen Gang immer wieder durchschritten haben. Ich spüre Heimat, wenn ich durch die Bachallee beim Kloster gehe. Da kommen nicht nur die Erinnerungen an das Noviziat hoch, an die ersten Klosterjahre, in denen ich dort oft meditiert habe. Es sind noch ältere Erinnerungen an meine Zeit im Internat. Da haben wir die Bachallee unter unserem Sportlehrer P. Willigis als Tausendmeter-Bahn benutzt. Damals gab es noch keinen richtigen Sportplatz in der Abtei, nur einen zum Fußballspielen.

Heute fühlen sich viele Menschen heimatlos. Und dennoch sehnen sie sich nach Heimat, nach Geborgenheit, Liebe, Wurzeln, nach einem Raum, wo sie sein dürfen, wie sie sind, wo sie Zugehörigkeit erfahren, wo sie verstanden werden, wo sie sich nicht beweisen müssen, wo sie sich aber auch mit ihren Gaben und Interessen einbringen können.

Die deutsche Sprache sieht Heimat und Geheimnis zusammen. Auch heute habe ich dieses Gefühl: Ich bin ich nur dort daheim, wo ich beheimatet bin im Geheimnis, in etwas, das größer ist als ich selbst. Wenn sich dieses Gefühl von Heimat einstellt, dann tut es meiner Seele gut. Dann verwandelt Heimat meine Stimmung. Dann wird Heimat zu einer Tröstung auch meiner traurigen und schmerzlichen Gefühle.

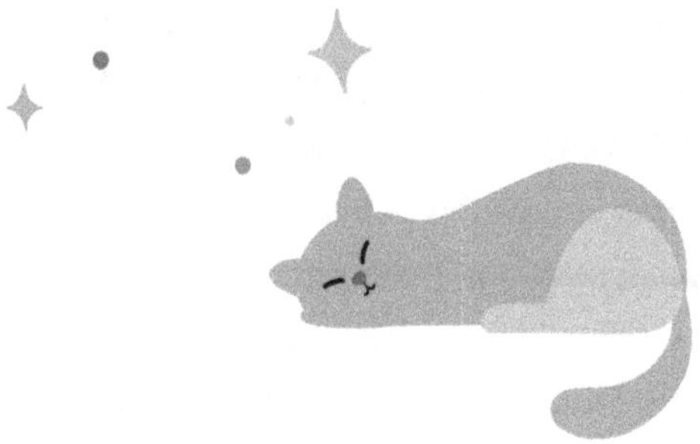

WOHLTUEND LEBENDIG, WOHLTUEND MILDE: KINDER UND ALTE

Die Begegnung Kindern, aber auch mit alten Menschen kann unsere Seele auf besondere Weise berühren und uns gut tun, weil sie uns mit der Vielfalt des Lebens in Berührung bringt, uns innerlich anregt und eine größere Weite zu geben vermag. Auch wenn wir selber keine Kinder haben – Kinder gehören zu einer lebendigen Gesellschaft. Sie sind auch ein Grund unserer Zuversicht und Lebensfreude. Wenn Eltern trauern, weil ihre eigenen Eltern oder nahe Verwandte gestorben sind, erfahren sie oft ihre Kinder als Trost. Die Kinder mit ihrer Lebendigkeit und Lebensfreude vertreiben ihre Trauer. Die alte Großmutter oder der einsame Großvater erleben die Kinder als Trost. Sie bringen Leben in ihre Wohnung, in der sie sich sonst allein fühlen. Und die Kinder wecken in den alten Menschen ihr eigenes Kind auf, sodass sie selbst wieder zum Kind werden und dem Leben wieder trauen. Neue Sichtweisen werden aktiviert, und die eigene Kindheit kann in anderer Form wiedererlebt werden. Bei alten Menschen habe ich erlebt, wie ihr Gesicht sich auf einmal aufhellt, wenn sie Kindern zuschauen. Die Großmutter blüht auf, wenn sie das kleine Kind ihrer Tochter in den Arm nehmen darf. Da wird das Gesicht auf einmal jung und fröhlich. Und auch der Großvater entdeckt in sich wieder Möglichkeiten, die schon verschüttet schienen.

Wenn ich ins Recollectiohaus gehe, eine Einrichtung der Abtei Münsterschwarzach, die Mitarbeiterinnen und Mitarbeitern in der Seelsorge die Möglichkeit geben möchte, sich körperlich, psychisch und geistlich-spirituell zu sammeln und für ihre Aufgabe zu stärken, dann führt mich der Weg am Pausenhof und am Sportplatz unserer Schule vorbei. Da tut es auch mir gut, wenn ich sehe, wie die Kinder der unteren Klassen miteinander spielen. Sie haben etwas Ungezwungenes, Fröhliches, Freies an sich. So bleibe ich manchmal stehen und schaue einfach nur zu. Diese Kinder bringen einfach durch ihr So-Sein auch in mir etwas zum Leben. Ich spüre dann selber Leichtigkeit und Fröhlichkeit in mir und gehe gestärkt weiter.

Auf ganz andere Weise können alte Menschen zum Trost werden. In unserem Konvent leben viele ältere Mitbrüder. Sie sind über 80 und immer mehr auch über 90 Jahre alt. Mitbrüder, die auch mit 90 Jahren noch lebendig sind, die gerne bei jedem Chorgebet dabei sind und eine milde Ausstrahlung haben, tun uns anderen Brüdern gut. Sie sind für mich Trost, wenn ich in Seelsorgsgesprächen oft vom Leid der Menschen überschüttet werde. Bei diesen alten Mitbrüdern habe ich das Gefühl, dass sie ihr Leben gemeistert haben. Sie sind auch selber durch viele leidvolle Situationen hindurchgegangen. Ihr Leben war nicht immer einfach. Aber jetzt strahlen sie Milde und Zuversicht aus. Das relativiert die Probleme, mit denen ich in der Begleitung konfrontiert bin. Als ich noch

Cellerar und für die wirtschaftlichen Belange unseres Klosters zuständig war, gab es einmal große Konflikte bei der Renovierung eines Altbaus. Die erste Sitzung ging ohne Ergebnis zu Ende. Ich war deprimiert und hatte keine Lust mehr, das Projekt überhaupt anzugehen. Da kam ein alter Mitbruder in mein Büro und tröstete mich. Er meinte, ich solle das alles nicht so ernst nehmen. Bei der nächsten Sitzung werde sicher schon eine andere Stimmung herrschen. Das hat mir geholfen. So sind unsere alten Mitbrüder für die Jüngeren ein Trost – natürlich nicht alle, sondern nur die, die diese Milde ausstrahlen und zu gelassener Altersweisheit gereift sind.

Kinder und Alte: Die einen haben das Leben noch vor sich, sind voller Möglichkeiten und strahlen Zuversicht aus. Die anderen haben viel Erfahrung gesammelt und gezeigt, dass sie ihr Leben bewältigen konnten. In jeder Gemeinde gibt es Kinder, die diese Lebendigkeit zeigen, und es gibt alte Menschen, die Zuversicht und Versöhnung ausstrahlen. Beide sind ein Segen für unsere Welt und ein Trost für die, die an ihrem Leben leiden.

3.
Vom Trost, der in der Schönheit liegt

BÜCHER ALS WEGGEFÄHRTEN

Bücher sind wie Menschen, aufregend manchmal, klug, interessant. Der bekannte Büchersammler Alberto Manguel hat diesen Vergleich einmal in einem Gespräch so weitergeführt: „Und dann gibt es Menschen – und Bücher –, die wünscht man sich an seinem Bett, wenn man krank ist.“ Und er gesteht: „Als ich krank war, brauchte ich „Don Quijote“ an meiner Seite, ein Buch, das lustig und einfach ist, aber nicht seicht.“ Manguel bezeichnet dieses für ihn wichtige Buch als „Hausmannskost“ – als Lebensmittel also – und als „Seelentröster“.

Für viele ist das ähnlich: Bücher sind für sie in bestimmten Lebenssituationen zu einem Trost geworden. Für jeden kann das ein anderes sein. Wenn es ihnen nicht so gut geht, dann greifen sie zu „ihrem“ Buch. Und allein schon die Zeit, die sie mit dem Lesen verbringen, tut ihnen gut und lenkt sie ab von den Problemen, die sie bedrängen. Für viele ist es ein großer Trost, beim Lesen in eine eigene Welt einzutauchen. Es befreit sie, es verändert und weitet ihre Wahrnehmung. Das müssen keineswegs nur Bücher sein, die positiv ein schöngefärbtes Leben schildern. Der Therapeut Joachim Bauer, der von frühen Leseerfahrungen erzählt, fasst das so zusammen: „Leid als geteiltes Schicksal erkennen zu können, auch das ist Trost.“

„Bücher“, so lautet auch der Titel eines schönen Gedichts

von Hermann Hesse. Hier wird deutlich, dass die Bücher Begleiter sein können, die uns ins eigene Selbst führen möchten:

„Alle Bücher dieser Welt / Bringen dir kein Glück, / Doch sie weisen dich geheim / In dich selbst zurück.

Dort ist alles, was du brauchst, / Sonne, Stern und Mond, / Denn das Licht, danach du frugst, / In dir selber wohnt.

Weisheit, die du lang gesucht / In den Bücherein, / Leuchtet jetzt aus jedem Blatt – / Denn nun ist sie dein."

Das ist das Schöne – und das Geschenk – der Bücher: dass sie Geschichten erzählen, die uns „angehen", dass sie uns auf diese Weise in uns selbst zurückführen, uns mit der Weisheit und dem Reichtum der Seele in Berührung bringen. Wenn wir verinnerlicht haben, was uns im Lesen anspricht, wird es *unsere* Weisheit. Dann tut sie uns gut. Und dann tröstet sie uns.

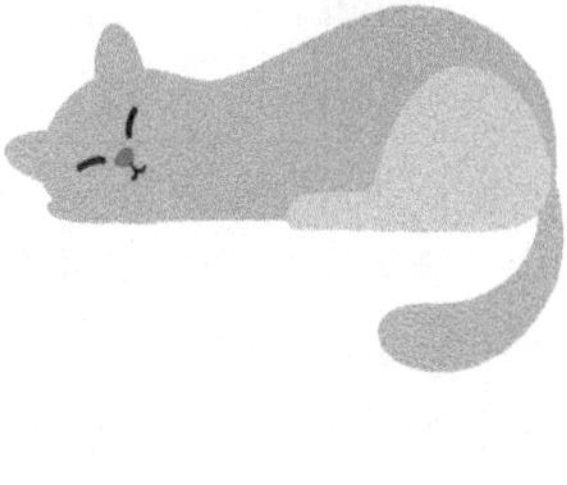

LESEN BEFLÜGELT GEIST UND SEELE

Nicht nur in der Krankheit können Bücher wichtig sein. Mir erzählen Menschen, die eine schwierige Kindheit hatten, dass das Lesen für sie ganz wichtig war. In der ganz anderen Welt der Lektüre haben sie innere Freiheit gespürt. Dort war es nicht die Welt der Eltern, die sie bestimmt hat, sondern diese neue Wirklichkeit, die sie sich im Lesen selber erschlossen haben. Sie waren da nicht festgelegt auf das, was sie in der Familie vielleicht an Demütigung und Verletzung erfahren haben. Sie konnten im Lesen eintauchen in die Welt von Helden, von Liebhabern, von Menschen, die ihr Leben gemeistert haben. Indem sie darüber gelesen haben, kamen sie in Berührung mit ihren eigenen Möglichkeiten. Denn der Held, der die Gefahren durchsteht, war auch in ihnen. Menschen, die solche Erfahrungen machen können, werden diese enge Welt der Familie hinter sich lassen können, und ihr Leben wird gelingen. Der Liebhaber ist auch in ihnen, die Verheißung der gelingenden Liebe berührt auch ihre Sehnsucht nach Liebe. So war das Lesen für sie überlebensnotwendig. Es hat sie gerettet aus der Enge ihrer Kindheit und sie hineingeführt in die weite Welt des Denkens, des Fühlens, der Weisheit, der Liebe und des Engagements für die Menschen.

Ich selber lese auch gerne, am liebsten im bequemen Sessel, und dabei lege ich meine Füße gerne hoch. In dieser Haltung ist Lesen immer so etwas wie Erholung, auch so etwas wie

Tröstung in einer Zeit, die sonst von Arbeit geprägt ist. Auch die theologischen Bücher, die ja eher zur Arbeit gehören, lese ich in dieser entspannten Haltung, sodass auch dieses Lesen sich eher wie Urlaub und nicht wie Arbeit anfühlt.

Für viele ist das Lesen aber nicht nur Entspannung oder Ablenkung, sondern ganz bewusst ein wichtiger Trost mitten in einem schwierigen Leben. Manche lesen etwa jeden Morgen einen kleinen Abschnitt aus einem Buch. Dann fängt für sie der Tag anders an. Sie lassen sich nicht von äußeren Terminen oder von den Erwartungen anderer bestimmen, sondern kommen durch das Lesen mit ihrer eigenen Seele und ihren eigenen Möglichkeiten in Berührung. So gehen sie hoffnungsvoller in den Tag. Manche haben ihr Lieblingsbuch auch auf dem Nachttisch liegen und beschließen den Tag, indem sie einen kleinen Abschnitt lesen. Dann beruhigen sich die vielen Sorgen, die sie tagsüber geplagt haben. Sie tauchen in der Nacht in die Welt ihrer Seele ein, mit der sie beim Lesen in Berührung gekommen sind.

Es genügt schon, wenn sie täglich zehn Minuten herausgerissen werden aus der Tretmühle des Alltags und sich im Lesen selber spüren. Allein dieses Spüren verwandelt etwas in ihnen. Allmählich werden sie eine Wandlung in sich bemerken. Das Lesen auch eines noch so inspirierenden Buches geht ja nicht zuerst über den Willen, alles zu erfüllen, was da in diesem Buch steht. Der erste und wichtigste Schritt des Lesens – und das eigentlich Tröstliche – ist, dass wir uns mit anderen Perspektiven beschäftigen, dass wir eintauchen in eine andere Welt und dass wir in dieser anderen Welt mit unserer Seele in Berührung kommen. Unsere Seele wird beflügelt. Das tut uns schon gut. Dann werden wir manches neu und anders sehen. Und wir werden leichter über manches hinwegkommen, in dem wir sonst stecken bleiben würden.

Unsere Seele weiß sehr wohl, was ihr gut tut. Sie braucht nur von außen manchmal einen Anstoß, um sich ihres eigenen Wissens zu vergewissern. Im Lesen entdecken wir dann etwas, was wir selbst schon gespürt haben, ohne es formulieren zu können. Wir sehen in der Begegnung mit einem Buch klarer, was wir eigentlich denken und fühlen und was wir mit unserem Leben ausdrücken möchten. Diese Klärung ist wichtig. Sie tut uns zutiefst gut und hilft uns weiter.

GEDICHTE LESEN – DIE KRAFT DER POESIE

Warum berühren uns Gedichte? Ihr Geheimnis ist wohl, dass die Worte nicht nur etwas benennen, was vorhanden ist. Worte zu finden, die die Welt *offenbaren*, also auf ihr Geheimnis, auf die Wirklichkeit hinter und in den Dingen verweisen – das hat der französischsprachige Schweizer Lyriker Philippe Jaccottet, der im Februar 2021 im Alter von 95 Jahren gestorben ist, als Wesen der Gedichte beschrieben. Gedichte öffnen und weiten also unsere Wahrnehmung, sie führen uns in eine andere Welt als die, die vor unseren Augen zu liegen scheint. Sie lassen uns das Leben von einem anderen Blickpunkt her sehen. Hinter dem Beiläufigen kann das Schöne aufscheinen, hinter den einfachsten Dingen eine höhere Wahrheit sichtbar werden. Und auch wenn sie unsere Nöte und unser Leid beschreiben, blitzt immer auch Hoffnung in den Gedichten auf, und oft auch Trost. Hermann Hesse hat das programmatisch über eines seiner Gedichte als Überschrift geschrieben: „Trost".

> *„Wieviel gelebte Jahre / Sind hin und hatten keinen Sinn, / Nichts, das ich mir bewahre, / Nichts, des ich fröhlich bin.*
>
> *Unendliche Gestalten / Hat mir der Strom herangerollt; / Ich durfte keine halten, / Es blieb mir keine hold.*

Doch ob sie mir entgleiten, / Mein Herz fühlt tief und rätselhaft / Weit über alle Zeiten / Des Lebens Leidenschaft.

Die hat nicht Sinn noch Ziele, / Weiß alles nah und alles weit / Und macht, ein Kind im Spiele, / Den Augenblick zur Ewigkeit.“

Das Gedicht beschreibt am Anfang eine triste Wirklichkeit. Aber es zeigt uns auch den Trost in „des Lebens Leidenschaft“: Wenn wir ganz lebendig sind und uns ganz auf den Augenblick einlassen, dann wird alles für uns weit und der Augenblick wird zur Ewigkeit. In diesem Augenblick empfinden wir Trost. Gute Gedichte können das vermitteln.

MUSIK BERÜHRT DIE SEELE

Am Sonntagabend und manchmal auch am Sonntagnachmittag nehme ich mir Zeit, bewusst Musik zu hören. Musik tröstet. Und sie erfreut. Ich setze den Kopfhörer auf, um meinen Zimmernachbarn nicht zu stören, und überlasse mich ganz der Musik. Oft sind es Bach-Kantaten, oft auch geistliche Musik von Mozart, Schütz oder Händel. Ich schließe die Augen und lasse die Musik in den ganzen Körper dringen. Dann fühle ich mich von Liebe umhüllt und zugleich durchdrungen. Die Worte, die gesungen werden, berühren das Herz stärker als nur gesprochene Worte. Da klingt im gesungenen Wort das Wesen des Wortes auf. Da scheint es, als ob man das Wort gar nicht anders singen könnte als so. Und es gibt Arien, die muss ich mir immer wieder anhören, in denen werde ich gleichsam allmählich „heimisch“. In der Adventszeit höre ich immer wieder die Sopran-Arie „Öffne dich, mein ganzes Herze, Jesus kömmt und ziehet ein“ aus der Kantate BWV 61 „Nun komm, der Heiden Heiland“. In dieser Arie ist für mich nicht nur die Essenz von Advent enthalten, sondern die meiner Spiritualität schlechthin. Denn darum geht es ja, mein Herz zu öffnen, damit Jesus einziehen kann. Aber indem ich die Arie höre, geschieht es, da muss ich es nicht machen. Ich brauche es nur an mir geschehen zu lassen.

Wenn ich gelegentlich einmal ins Konzert eingeladen werde oder wenn wir in unserer Abteikirche ein großes Konzert haben, dann wechsle ich ab zwischen dem Betrachten der Musiker und dem bloßen Hören mit geschlossenen Augen. Wenn ich das Engagement der Musiker sehe, wie sie nicht einfach nur Geige spielen oder Flöte, sondern wie sie mit ihrem ganzen Leib mitgehen und die Musik leibhaft darstellen, dann kommt die Musik, die ich höre, noch einmal anders bei mir an. Dann spüre ich in der Musik die Leidenschaft der Musiker. Doch dann schließe ich die Augen, um selber mit dem ganzen Leib zu hören. Dann erlebe ich das, was Martin Heidegger so ausdrückt: „Hören führt in die Geborgenheit." Dann erfahre ich eine Welt, in der Zeit und Ewigkeit zusammenklingen. Im Hören der Musik, die ja in der Zeit erklingt, bleibt zugleich die Zeit stehen.

Wenn ich mit dem Auto zu meinen Vorträgen fahre und nachts dann wieder in die Abtei zurück, höre ich gerne die CDs, die ich im Auto habe: wieder vor allem Bach-Kantaten, aber auch geistliche Musik von Mozart. Zwischendrin höre ich gerne auch eine Mozart-Oper an, vor allem dann, wenn mich vorher etwas geärgert hat. Dann entführt mich diese Musik in eine Welt von Fröhlichkeit und Liebe. „Se vuol ballare", diese Arie des Figaro aus der „Hochzeit des Figaro" befähigt mich dann, all das Negative aus mir herauszuwerfen und mich so davon zu distanzieren. Diese Musik befreit mich vom Ballast des Alltags und öffnet mich für etwas anderes, für die Welt der Liebe, in die mich dann die Arien der Susanna oder der Gräfin hineinführen.

Die Musik dringt ins Herz. Sie ist in Form gefasste Schönheit, geformte Emotion, und sie löst auch in uns Gefühle aus, wenn sie erklingt und wieder verklingt. Manchmal sind es einfach gute, wohltuende Gefühle. Die Stimmung, die in der Musik ertönt, teilt sich uns mit und verwandelt unsere Stimmung. Bei Mozart können wir beide Stimmungen schon in der Musik wahrnehmen: Da ist zugleich Traurigkeit und Freude. Mozarts Musik ist nicht einfach nur oberflächliche Heiterkeit. Da gibt es Stellen voller Melancholie. Aber immer wieder wird sie aufgelöst in eine heitere Gewissheit, dass die Freude stärker ist als die Trauer. Darin drückt sich Mozarts optimistische Spiritualität aus. Letztlich ist es sein Vertrauen in Gottes Liebe, die alle menschlichen Abgründe durchdringt und verwandelt.

Täglich singen wir Mönche fünfmal beim Chorgebet Psalmen. Die Psalmen werden in einer meditativen Melodie gesungen. Da braucht man nicht viel zu denken, sondern überlässt sich ganz dem Gesang. Ich spüre, wie mir das Singen beim Chorgebet gut tut. Es vertreibt negative Stimmungen. Diese Erfahrung haben schon die frühen Mönchsväter gemacht. Der hl. Basilius meint z. B., das Psalmensingen befreie uns von Traurigkeit, es erheitere die Seele und bringe innere Turbulenzen zum Schweigen. Oft spüren wir in uns einen Druck und Stau von Gefühlen und Gedanken. Aber wir können diesen Stau nicht definieren und erklären. Wir wissen nicht, woher er kommt und womit er zusammenhängt. Das

Psalmensingen befreit uns von diesem Stau. Es bringt uns in Berührung mit den positiven Gefühlen der Freude. In uns sind ja gleichzeitig negative und positive Gefühle, Traurigkeit und Freude, Angst und Vertrauen, Ärger und Zufriedenheit, Hass und Liebe. Oft fixieren wir uns aber auf die negativen Gefühle und meinen, sie seien die einzige Realität in uns. In Wirklichkeit schneiden wir uns dadurch nur von den positiven Gefühlen ab, die im Grund unserer Seele liegen, oft verdeckt durch die drückende Last der Sorgen. Im Singen kommen wir in Berührung mit den positiven Gefühlen wie Freude, Hoffnung, Sehnsucht und Liebe. Dadurch verlieren die negativen Gefühle ihre Macht über uns. Wir brauchen uns im Singen nicht in Gefühle der Freude und Liebe hineinzusteigern. Wenn wir uns einfach auf das Singen einlassen, dann bewirkt es etwas in uns, dann steigen Freude und Sehnsucht in uns auf.

Ich habe in der Schule und in den ersten Jahren nach meinem Klostereintritt gerne Cello gespielt. Dann habe ich es leider vernachlässigt. Als ich vor ein paar Jahren ein Cello geschenkt bekam, habe ich zaghaft wieder angefangen. Ich spiele nicht gut. Aber ich genieße es, die warmen Töne erklingen zu lassen. Sie bringen in meine Seele eine andere Stimmung, sie bringen mich in Berührung mit der Sehnsucht nach dem ganz Anderen, letztlich mit der Sehnsucht nach Gott. Von Klavierspielern weiß ich, dass sie sich dann, wenn sie traurig sind, ans Klavier setzen und einfach improvisieren. Sie drücken in der Improvisation ihre Gefühle aus, und im Spielen wandeln sich die Gefühle. Andere spielen ganz bestimmte Stücke je nachdem, in welcher Stimmung sie sich gerade befinden. Sie spüren, dass gerade diese Musik ihre Traurigkeit vertreibt oder ihren Ärger auflöst oder ihre depressive Stimmung aufhellt.

Eine schöne Geschichte erzählte einmal der ehemalige bayerische Kultusminister Hans Maier. Er hat beim Orgelspielen die Zeit einfach vergessen. Als er aufhörte, merkte er zu seiner eigenen Überraschung, dass er sechs Stunden lang gespielt hatte. So sehr hatte ihn die Musik erfasst, so hingegeben und selbstvergessen war er im Musizieren versunken, dass die Zeit von selbst verging und für ihn nicht mehr existierte. Das ist sicher auch eine besondere Tröstung der Musik, dass sie uns über die Zeit erhebt, dass sie die Endlichkeit und Sterblichkeit vergessen lässt und uns hinaushebt in das Zeitlose, Ewige, das jetzt schon da ist, wenn wir uns in die Musik hinein vergessen.

GEMEINSAM SINGEN – EINE QUELLE DER FREUDE

Wenn wir selber musizieren, lassen wir die Musik nicht nur von außen in uns eindringen, da sind wir gleichsam in der Musik, und die Musik ist in den Musizierenden. Da werden Musik und Musizierende eins. Viele Menschen, die in einem Chor singen, erzählen mir, wie ihnen das Singen gut tut. Sie gehen bedrückt in eine Chorprobe und kommen vergnügt wieder heraus. Das Singen bringt sie mit der Quelle der Freude in Berührung, die auf dem Grund ihrer Seele strömt, die aber oft zu versiegen scheint, weil sie zu sehr zugedeckt ist von Sorgen und Ängsten und Alltagsproblemen. Wir können sagen, dass wir uns im Singen äußern. Das heißt: Wir bringen die Stimme nach außen zum Klingen. Aber zugleich klingt in der Stimme in uns etwas an. Sie führt uns in den inneren Raum der Stimmigkeit, des Einklangs mit uns selbst. Und in diesem Einklang mit uns selbst klingen wir auch mit Gott zusammen. Da werden wir eins mit ihm. Und das tröstet.

Schon die Griechen haben den Zusammenhang von Singen und Freude erkannt. „Choros", so sagt schon Platon, kommt von „chara", von der Freude. Im Chor zu singen bringt uns mit der Freude in Berührung, die in uns ist. Der hl. Augustinus zeigt den Zusammenhang zwischen Singen, Liebe und Freude in seiner klassischen Formulierung: „Wer singt, der lobt nicht nur, er lobt auch freudig. Wer lobsingt, der singt nicht nur, nein, er liebt auch den, dem er singt." Als ich vier

Jahre in Rom studiert habe, habe ich in der Choralschola mitgesungen. Deren Leiter war damals P. Godehard Joppich, ein begnadeter Musiker und wohl einer der besten Interpreten des gregorianischen Chorals. Er konnte uns bei den Proben für die Schönheit, aber auch für die spirituelle Tiefe des Chorals begeistern. Er hat uns aufgezeigt, wie jedes Wort so vertont ist, dass seine heilende Wirkung für uns hörbar wird. Ich erinnere mich noch gut, wie wir das Graduale zum 5. Fastensonntag gesungen haben. Es ist im 3. Ton komponiert, der in sich Himmel und Erde verbindet. Mich hat der Schluss des Graduales berührt. Da heißt es: „a viro iniquo eripies me" = „vor dem ungerechten Menschen wirst du mich erretten". Das letzte Wort „me" = „mich" ist so tröstlich gesungen, dass der Trost einfach im Singen in mich eindrang.

Eine solche Erfahrung machen auch andere. Gemeinsam zu singen lässt uns also teilhaben am Geheimnis der Musik. Und das schafft Gemeinschaft. Wir fühlen uns miteinander verbunden, weil wir gemeinsam etwas zum Ausdruck bringen. Jeder, der Mitglied im Chor ist, kennt wohl seine besondere Musik, die er gerne singt. Sie lässt ihn nach dem Singen innerlich gestärkt nach Hause gehen.

IM KRAFTFELD DER SCHÖNHEIT: BILDER

„Mit einem Bild möchte ich etwas Tröstliches sagen, so wie Musik tröstlich ist.“ Der erst später weltbekannte Maler Vincent van Gogh hat das gesagt. Er hat selber schwere Zeiten erlebt, innere und äußere Krisen durchgemacht, und er wollte immer in seiner Kunst ausdrücken, was ihn zutiefst bewegte. Und er bewegt gerade dadurch bis heute Menschen, die seine Bilder sehen. Bilder sehen ihrerseits den Betrachter an und können also in ihm wie ein Kraftfeld wirken. Man spürt als Betrachter den Bildern van Goghs die Liebe des Künstlers zu dem an, was er darstellt. Es ist die Leidenschaft für das Schöne in der Natur und für das Geheimnisvolle, das gerade im Einfachen liegt, seine Offenheit für den Glanz, der im Armen aufleuchtet. Seine Liebe klingt in der Seele des Betrachters wider. Sie wird lebendig und als tröstlich erfahrbar, wenn wir diese Bilder anschauen.

Wie sehr Bilder tatsächlich und ganz konkret Trost schenken können, habe ich selber bei meinem Studium in Rom erlebt. Beim ersten Weihnachtsfest, das ich in Sant'Anselmo auf dem Aventin feierte, hatte ich aufgrund der damals unsicheren Postverhältnisse in Italien weder einen Brief noch ein Päckchen von daheim bekommen. Am Heiligen Abend saß ich in meiner Zelle und habe das einzige Weihnachtsbild, das ich hatte, auf meinen Schreibtisch gestellt und davor eine Kerze angezündet. Es war ein Fresko aus dem 14.

Jahrhundert in Santa Chiara. Maria hält das Jesuskind an ihre Wangen. Das Bild ist in warmen Farben gemalt. Es drückt Geborgenheit und Zärtlichkeit aus. Das hat mir damals gut getan. Es war für mich Trost in der Fremde. Jetzt, nach über 50 Jahren, habe ich das Bild immer noch und stelle es jedes Weihnachtsfest auf meinen Schreibtisch. Ich fühle mich dann berührt von dem Bild, erfahre mich geborgen und geliebt.

Jeder hat andere Bilder, die ihn besonders berühren und ihm Trost spenden. Dostojewskij schreibt einmal, er müsse wenigstens einmal im Jahr die Sixtinische Madonna von Raffael anschauen, um sich von der Schönheit des Bildes die Kraft zu holen, sein nicht immer leichtes Leben zu bewältigen. Ich selber empfinde Trost, wenn ich mir Bilder von Fra Angelico anschaue, die voller Zärtlichkeit sind, oder die Bilder von Martin Schongauer, in denen Schönheit für mich aufleuchtet.

Bilder wirken durch ihre Schönheit. Sie sind wie Fenster, durch die wir mit neuen Augen auf unsere Welt und unseren Alltag schauen. Bilder bilden sich in uns ein. Sie greifen tiefer als Worte. Sie reichen bis ins Unbewusste hinein. Wir können oft gar nicht sagen, warum sie uns so berühren. Aber wir müssen einfach vor ihnen stehen bleiben und sie anschauen. Und wir gehen verwandelt und innerlich gestärkt unseren Weg weiter.

4.
Vom Trost, der Natur

IM EINKLANG MIT „MUTTER NATUR"

Wenn wir nach dem Ursprung der Spiritualität suchen, finden wir in allen Religionen eine tiefe Verbundenheit mit der Natur. In der Natur haben die Menschen Gott erfahren. Sie haben ihn als Schöpfer erlebt. Sie haben nicht nur die Schönheit der Natur bestaunt. Sie haben auch die Lebenskraft gespürt, die in der Natur liegt und die auch in ihnen selbst ist. Alles, was sie in der Natur erfahren haben, war ein Bild für sie selbst. Sie haben das Werden und Vergehen des eigenen Lebens in der Natur wahrgenommen. An Pflanzen und Tieren haben sie etwas erlebt, was sie ihr eigenes Leben tiefer verstehen ließ. Am Baum haben sie erfahren, dass sie verwurzelt sind in einer tieferen Wirklichkeit. Sie haben sich an mächtige Bäume angelehnt und daran ihre eigene Kraft gespürt. Sie haben sich neben Bäume gestellt, um die Liebe zu spüren, die von ihnen ausgeht.

Die bewusste Wahrnehmung der Natur kennt viele Weisen. Wenn ich im Sommer nach unserem morgendlichen Chorgebet die Natur meditiere, spüre ich eine tiefe Verbundenheit und eine intensive Freude. Ich gehe durch die Bachallee, rieche den morgendlichen Geruch, nehme den Tau wahr, der sich an den Gräsern gebildet hat, bewundere die aufgehende Sonne, die den Tag in ein angenehmes Licht hüllt. Manchmal stelle ich mich dann in der Gebärde des Oranten in die Natur und spüre die Weite der Schöpfung, die Frische des Morgens, den zärtlichen Wind und die Sonne, die noch nicht wärmt, aber doch mit ihrem Licht mich durchdringt. Im Urlaub nehme ich mir oft Zeit, in die Natur hinauszuwandern und dann längere Zeit auf einer Bank oder einer Wiese zu sitzen. Einfach nur die Natur zu spüren ist schon eine heilsame und gute Erfahrung. Ich höre die Vögel zwitschern, die Grillen zirpen, die Gräser oder das Laub der Bäume im Wind leise rauschen. Ich schaue, ich spüre mit meiner Haut, ich höre die Stille der Natur und ich rieche den Geruch, den gerade dieser Ort ausstrahlt. Dann fühle ich mich eins mit der Natur.

Es ist natürlich besonders schön, die Natur wahrzunehmen, wenn die Sonne strahlt. Doch jedes Wetter hat seine eigenen Reize. Regen und Sturm können mir die Freude an der Natur nicht verderben. Der Regen verwandelt die Natur. Er reinigt die Luft. Durch leichten Regen zu gehen, macht Spaß. Wenn der Regen zu stark wird, dann stelle ich mich irgendwo unter und beobachte den Regen. Und wenn danach die Sonne scheint und irgendwo am Horizont ein wunderbarer Regenbogen sichtbar wird, dann drängt es mich einfach nur, den zu bestaunen. Ich kann einen Regenbogen nicht anschauen, ohne an die Verheißung von Gottes Bund zu denken, den Gott nach der Sintflut mit den Menschen geschlossen hat. Im Gebirge hat uns bei einer Wanderung einmal ein heftiger Wind begleitet. An manchen Stellen konnten wir kaum weitergehen, weil der Sturm uns so entgegenblies. Aber auch das sind eindrückliche Erlebnisse von der Natur und ihrer Kraft.

Zum einen spüre ich in der Natur eine Lebendigkeit, die immer wieder aufbricht, die alles Erstarrte aufbricht. Gerade im Frühling erlebe ich diese Lebendigkeit, das frische Grün, das auf einmal die Erde neu macht. Indem ich bewusst und aufmerksam durch die Natur gehe, spüre ich diese Lebendigkeit auch in mir. Es ist letztlich der Geist Gottes, der die Natur durchdringt und erfüllt und zugleich mich lebendig hält. Von der Natur geht die Hoffnung aus, dass auch in mir alles Erstarrte wieder lebendig und alles Erschöpfte wieder erfrischt wird. Natürlich erfahre ich das nur, wenn ich die Natur nicht mit dem Blick anschaue, wie weit ich sie für mich ausnutzen kann. Der tröstende Blick in die Natur nimmt die Natur einfach wahr, sowohl die wilde und unberührte als auch die kultivierte Natur. Beides hat seinen Reiz: der Urwald und der gepflegte Wald oder die kultivierte Landschaft mit den Feldern, die sie prägen.

Zum anderen fühle ich mich in der Natur geborgen. Wenn ich mich auf eine Wiese lege, spüre ich einen festen Grund, und ich fühle mich zugehörig. Es ist die mütterliche Dimension der Natur. Die Natur ist wie eine große Mutter, die mich nährt, die mich hält und trägt und mir Geborgenheit schenkt. Auch wenn ich mit dem Zug fahre und in die Landschaft schaue, hat sie etwas Bergendes für mich. Oder wenn ich auf einer Bank sitze und zwischen den Wäldern und Feldern kleine Dörfer sehe mit ihrer Kirche im Mittelpunkt, dann geht von diesem Blick Frieden aus. Ich spüre, dass die Menschen eingebunden sind in die Natur. Und in diesem Augenblick fühle ich mich selbst eingebunden. Landschaft hat also etwas Mütterliches an sich, das Gefühle von Heimat und Geborgenheit in mir hervorruft.

Und die Natur bewertet nicht. Ich darf so sein, wie ich bin. Ich muss mich nicht beweisen. Ich bin einfach. Indem ich mich der Natur anvertraue, vertraue ich mich dem Leben an, vertraue ich mich Gott an. Und ich erlaube mir, einfach so zu sein, wie ich bin. Denn so, wie ich bin, mit allen Höhen und Tiefen, mit meiner Dunkelheit und dem Licht in mir, darf ich sein, bin ich ein Geschöpf, voller Lebendigkeit und voller Liebe. In der Natur spüre ich, dass mir nichts Menschliches, ja nichts Kosmisches fremd ist. Auch der Blick in den nächtlichen Sternenhimmel zeigt mir, dass wir eingebunden sind in einen größeren Zusammenhang. Das Große und das Kleine, das mir in der Natur begegnet, sagen mir etwas vom großartigen Wunder des Lebens, dessen Teil wir sind. Alles, was ich außerhalb von mir beobachte, ist auch in mir. So kann ich gerade in der Natur oft die Erfahrung tiefen Einsseins machen. Ich bin eins mit allem und erfahre so auch den Einklang mit mir selbst und das Einssein mit Gott, der die ganze Natur durchdringt mit seiner Liebe.

EINE BANK AM WALDRAND

Eine Frau erzählte mir, dass sie eine bestimmte Bank am Waldrand als etwas Tröstliches empfindet. Sie setzt sich einfach auf diese Bank und genießt den Blick in die Landschaft. Gerade wenn es ihr nicht so gut geht, macht sie sich auf den Weg zu diesem Platz, der ihr inzwischen so viel bedeutet. Und sie macht die Erfahrung: eine halbe oder auch eine ganze Stunde auf dieser Bank zu sitzen und in die Weite zu schauen, das tut ihr gut. Sie denkt da nicht über ihre Probleme nach. Sie sitzt einfach und schaut. Und sie fühlt sich in der Natur geborgen, vom Wald, der die Bank gleichsam beschützt, und von der Landschaft. Auf der Bank sitzend hat sie das Gefühl: Ich muss jetzt nichts leisten, ich muss nicht alle meine Probleme lösen. Ich darf einfach sein. Wenn sie diese Erfahrung macht, dann relativieren sich die Sorgen und Nöte, die sie zu der Bank geführt haben. Sie fühlt sich frei von dem Druck, etwas darstellen oder vorweisen oder lösen zu müssen. Sie ist einfach da. Auch wenn sie nicht an Gott denkt, so fühlt sie sich einfach getragen, dazugehörig zur Natur. In diesem reinen Sein hat sie teil an Gott. Denn er ist das reine Sein. Und sie bekommt eine Ahnung, dass er selber sie so annimmt wie die Natur, dass er sie nicht bewertet, sondern sie einfach sein lässt. Wenn sie sich diese Stunde lang erlaubt, einfach da zu sein, geht sie verwandelt nach Hause. Die Probleme daheim sind nicht gelöst. Aber sie hat etwas erfahren, das ihr Halt gibt und Geborgenheit. Und aus dieser Erfahrung heraus kann sie anders mit den Herausforderungen ihres Alltags umgehen.

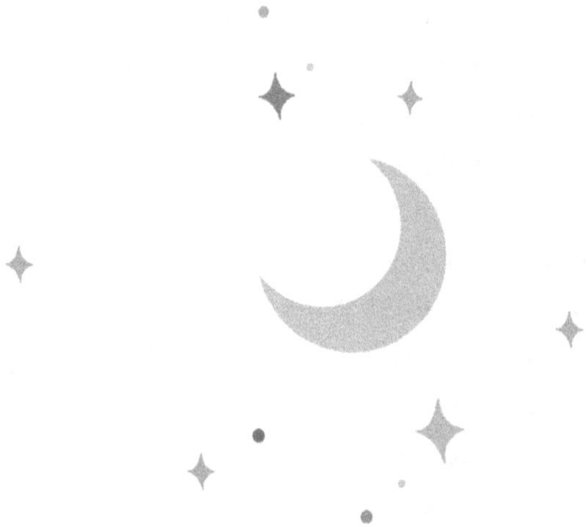

ZUFLUCHT UNTER BÄUMEN

Im Jahre 1950 hat Günter Eich vor der Gruppe 47 sein Gedicht „Ende eines Sommers“ vorgelesen und die Zuhörer damals sehr berührt. Es beginnt mit den Worten

„Wer möchte leben ohne den Trost der Bäume! /
Wie gut, daß sie am Sterben teilhaben!“

Da ist sofort das Sterben angesprochen, und das Gedicht ist auch in seiner Folge nicht so trostvoll. Günter Eich spürte damals schon, dass die Naturromantik vorbei ist, er empfand und beklagte, dass die Menschen zu wenig Respekt gegenüber der Natur aufbringen. Heute lesen wir das Gedicht mit anderen Augen, auf dem Hintergrund der allseits feststellbaren Naturzerstörung. Da sind lebendige, große Bäume wirklich ein Trost. Mit dem Baum verbinden die Menschen seit Urzeiten viele Symbole. Er ist ein Ursymbol des Lebens. So sieht man im Laubbaum die den Tod besiegende Wiedergeburt des Lebens, im Nadelbaum ein Sinnbild für die Unsterblichkeit. Der Baum, der tief in die Erde verwurzelt ist und seine Krone zum Himmel entfaltet, verbindet Himmel und Erde. Er ist ein Bild für den Menschen, der zugleich ein Mensch der Erde und des Himmels ist. Der Baum gewährt Schutz – auch das ist eine bergende Erfahrung, wie bei einer Mutter. Unter seiner Krone kann man Zuflucht finden, im Geflecht der Wurzeln erahnen wir Geborgenheit, Halt und Festigkeit. An den Baum kann man sich auch anlehnen. Gerade wenn wir in uns selber keine Kraft spüren, hilft es uns, einen Baum zu umarmen, um an seiner Lebenskraft teilzuhaben. Die Bibel kennt den Baum des Lebens und den Baum der Erkenntnis. Und sie sieht in jedem Baum ein Symbol für das Kreuz, das uns das Paradies zurückgegeben hat. Das Kreuz wird als der wahre Lebensbaum beschrieben. So kann es uns helfen, uns einfach unter einen Baum zu setzen und die mütterliche Geborgenheit zu spüren und zugleich die Kraft, die von dem Baum ausgeht. Dann erleben wir den Trost der Bäume.

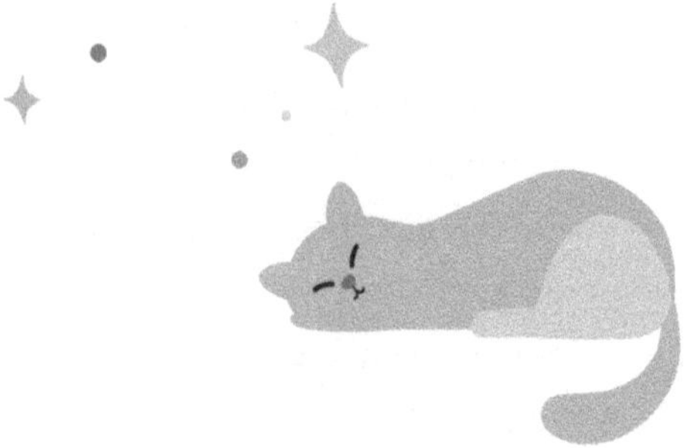

NEUE ENERGIE IM GARTEN

Gerade Menschen, die zum Grübeln neigen, tut es gut, im Garten zu arbeiten. Ich habe einen jungen Mann erlebt, der während des Studiums depressiv geworden war. Er hat dann das Studium unterbrochen und eine Zeit lang in einer Gärtnerei gearbeitet. Das hat ihm gutgetan. Warum? Der Kontakt mit der Erde erdet uns, gibt uns neuen Halt. Außerdem spüren wir im Garten, dass etwas wächst. Blumen zieren den Garten. Aber es wachsen auch Früchte. Und wir können dann voller Stolz auf unsere Arbeit, unser Zutun, die Früchte ernten. Die Gartenarbeit lenkt uns ab von trüben Gedanken. Wir werden körperlich gefordert und spüren uns selber in unserem Leib. Wir verlassen die Hektik der Uhrzeit und spüren die Zeit der Natur. Wir werden ruhiger. Und wir kommen in Berührung mit der Erde und mit dem Leben, das auf der Erde wächst. Das macht uns selber lebendiger. Es strömt durch den Umgang mit der Erde eine gute Energie in uns ein. Die Therapeutin Irmtraud Tarr sagt es so: „Etwas wachsen zu sehen ist das Tröstlichste auf der Welt – im Garten und in sich selbst."

Wir arbeiten im Garten also nicht nur, um Früchte zu ernten. Wir freuen uns, einen schönen Garten anzulegen. Seit jeher haben die Menschen den Garten geliebt. Die Bibel spricht ja vom Paradiesesgarten. In der christlichen Tradition wird Maria oft mit Engeln in einem schönen Garten dargestellt. Und auch in unserem Alltag können wir die Erfahrung machen: Wenn wir den Garten schön gestalten, dann haben wir das Gefühl: Wir sind nicht nur in der Lage, eine natürliche Fläche zu kultivieren und zu gestalten, wir können uns auch das Leben selbst verschönern. Auch hier ist es wieder die Schönheit, die Trübseligkeit vertreibt und uns erfüllt – mit Freude.

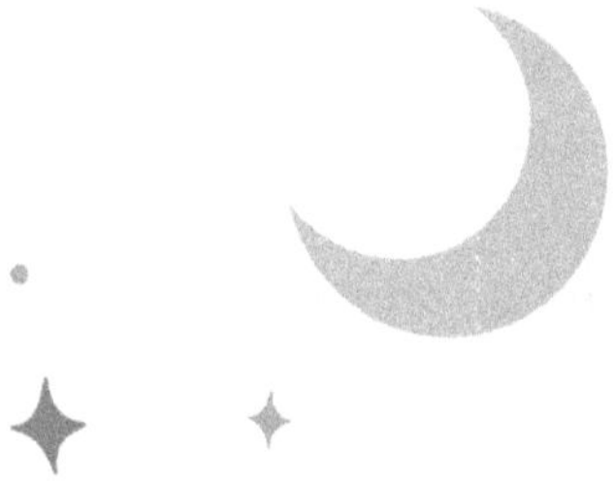

FREUDENSPENDER, AUGENTROST: DIE BLUMEN

In einem autobiografischen Text über das einfache Glück hat die Demoskopin Elisabeth Noelle-Neumann einmal über die Blumen nachgedacht und sich vorgestellt, dass man bereits früh in der Geschichte Menschen mit einer Blume ins Grab gelegt hat. „Dieser Gedanke wärmt mich“, schreibt sie. „So weit zurück reicht also die Freude an Blumen, an der Augenweide, an der Nahrung, die durch die Augen aufgenommen wird.“ Und für sie wird ein Gedicht von Gottfried Benn („Letzter Frühling“) zum Versprechen, dass die Freude an den Blumen uns auch in dunklen Zeiten, ja bis in die nächste Nähe des Todes tröstlich begleiten kann:

> *„Nimm die Forsythien tief in dich hinein / und wenn der Flieder kommt, vermisch auch diesen / mit deinem Blut und Glück und Elendsein / dem dunklen Grund, auf den du angewiesen.*
>
> *... Und fragst du nicht, ob Ende, ob Beginn, / dann tragen dich vielleicht die Stunden / noch bis zum Juni mit den Rosen hin.“*

Blumen zu schenken ist ein uralter Brauch. Wenn wir einem lieben Menschen zum Geburtstag einen Blumenstrauß schenken, suchen wir für den Strauß die Lieblingsblumen des

Beschenkten aus. Die Blumen, die wir selber als Geschenk bekommen, lösen in uns Freude aus. Wir fühlen uns verstanden und wertgeschätzt. Auch wenn wir selber als Gäste eingeladen werden in eine Familie, bringen wir gerne einen Blumenstrauß mit. Da können wir gewiss sein, dass das Geschenk die Gastgeber erfreut. Auch bei Krankenbesuchen bringen wir gerne Blumen mit. Sie sind für den Kranken Zeichen der Hoffnung und der Schönheit. Blumen auf dem Nachttisch verwandeln die Atmosphäre im Krankenzimmer. Die Blumen erzählen, dass es noch Menschen gibt, die an uns denken und die uns lieben. Wir spüren ihre Liebe noch lange in dem Blumenstrauß und fühlen uns geborgen in der damit ausgedrückten Zuwendung.

Es können ganz einfache Blumen sein, die uns beglücken, Löwenzahn oder Gänseblümchen am Weg, bunte Wiesenblumen oder ein Salbei. Und wir müssen die Blumen, die uns gefallen, auch nicht pflücken und verschenken, um uns an ihnen zu erfreuen. Wenn wir die wildwachsenden Blumen auf dem Feld oder die im Gartenbeet kultivierten betrachten, erfreuen wir uns an ihrer Schönheit. Die Schönheit der Blume wirkt tröstlich auf uns. Es ist wie ein Gruß aus dem Garten Eden – Zeichen einer heilen Wirklichkeit.

Blumen blühen jedes Jahr wieder neu; so sind sie auch ein tröstliches Zeichen für die Dauer gerade in einer sich immer mehr wandelnden Welt. Und gerade wenn uns der Zustand der Gesellschaft und der Welt traurig stimmt, sagen uns die

Blumen: Mitten in dieser geschundenen Welt blühen Blumen. Sie sind einfach da, verschwenden ihre Schönheit, ob sie jemand ansieht oder nicht: Blumen sind immer Hoffnungszeichen für eine gesunde und schöne Welt.

EIN SPAZIERGANG IM FREIEN

Es ist überhaupt nicht aufwendig: Aber gerade wenn es einem nicht so gut geht, kann schon ein Spaziergang zum Trost werden – mit oder ohne Hund. Sören Kierkegaard sagt einmal, er kenne keinen Kummer, von dem er sich nicht freigehen könne. Wenn ich im Zimmer mit meiner Trauer alleine bin, dann grüble ich und kreise immer um die gleichen Gedanken. Ich komme innerlich nicht weiter. Wenn ich nach draußen gehe und einen Spaziergang wage, dann komme ich nicht nur äußerlich in Bewegung. Es bewegt sich auch in meiner Seele etwas. Das deutsche Wort „spazieren" kommt vom lateinischen „spatiari" = „einherschreiten", „sich ergehen", „lustwandeln". Spazierengehen ist also mehr als nur gehen und sich bewegen. Ein Spaziergang hat etwas Feierliches, Lustvolles, auch etwas Gelöstes und Gemächliches. Ich gehe bewusst spazieren und genieße das Gehen. Zielgerichtete Eile passt nicht zu dieser Gangart. Es widerspricht dem Wesen des Spaziergangs auch, wenn ich gedankenverloren unterwegs bin und den Kopf zur Erde neige. Der Spaziergang braucht den aufrechten Gang. Und indem ich aufrecht gehe, richtet sich auch meine Seele auf. Die Trauer drückt mich nicht mehr nieder. Das aufrechte Gehen verwandelt meine innere Stimmung. Statt Trauer und Trübsinn klärt sich mein Geist, und ich spüre Weite und Freiheit, ja Heiterkeit.

Ich habe schon davon gesprochen: Wenn ich im Kloster

bin, mache ich oft am Sonntagnachmittag einen Gang durch unsere Bachallee: am Bach entlang, unter dem schattigen Dach der Bäume, die rechts und links vom Bachweg emporwachsen. Es ist ein stiller Weg, den nur wir Mönche gehen, geschützt vor Besuchern oder neugierigen Gaffern. Dieser Weg erinnert mich an all die Mitbrüder, die seit fast 80 Jahren diesen Weg gegangen sind, die auf diesem Weg meditiert haben. Oft kommen mir auf diesem Weg auch neue Gedanken, die ich dann in Vorträgen oder Büchern entfalte. Ich gehe diesen Weg in jeder Jahreszeit. Im Winter fühlt sich der Weg anders an als im Frühling, im Sommer anders als im Herbst. Jede Jahreszeit hat ihren eigenen Reiz. Ich spüre diese Veränderung mit allen Sinnen, jede Jahreszeit riecht anders, sie sieht anders aus. Im Sommer gehe ich diesen Weg oft nach dem Frühchor. Da spüre ich die Frische des Tages, die mich erfrischt. Während des Jahres gehe ich den Weg meistens mittags. Und manchmal gehe ich ihn abends in der Rekreation nach dem Abendessen mit Mitbrüdern.

Nicht nur jede Jahreszeit, auch jede Tageszeit verändert das Spazierengehen. Von ähnlichen Erfahrungen erzählen mir auch die Menschen, die ich begleite. Manche beginnen den Morgen joggend. Es ist ihr Morgenritual, das sie erfrischt. Andere laufen abends die Enttäuschung und den Ärger des Tages weg. Sie befreien sich von den Spannungen, die sich tagsüber angesammelt haben. Manche finden ihre Entspannung aber gerade in diesem bewusst langsamen Gehen, ohne

Hetze, ohne Druck: „Spazieren muss ich unbedingt“, sagt Robert Walser. Für diesen Schweizer Dichter ist diese Tröstung so unbedingt, dass er ohne sie nicht auskommt. Vielen anderen geht es ähnlich.

Ich komme jedenfalls anders vom Spaziergang heim, als ich weggegangen bin. Der Spaziergang verwandelt mich, er wandelt meine Trauer in Vertrauen und Kraft.

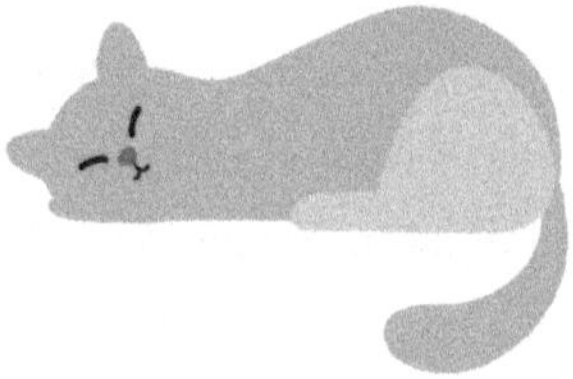

DIE WUNDERBARE WELT DER VÖGEL

Alte Menschen holen sich oft Vögel im Käfig ins Haus. Das ist für sie auch ein Trost. Sie sind nicht allein. Die Vögel sind bei ihnen und erfreuen sie mit ihrer Lebendigkeit und ihrem Gesang. Einsame Menschen sitzen oft am Fenster und schauen ihnen zu, wenn sie in den Büschen des Gartens flattern: fasziniert von der Leichtigkeit der Vögel, von ihrer Buntheit und ihrem Zwitschern. Viele können die Vögel an ihrem Gesang unterscheiden, wie die Klänge unterschiedlicher Sprachen: Amseln, Rotkehlchen, Goldammern, Gartengrasmücken, Lerchen, Meisen, Spechte oder Zeisige. Ganz stolz sind sie, wenn sie den Vögeln das Futter auf ihrer Hand entgegenhalten und die sonst so fernen und scheuen Tiere kommen und die dargebotenen Körner zutraulich aus ihrer Hand picken. Sie fühlen das Vertrauen, das diese Geschöpfe der Luft zu ihnen haben.

Was fasziniert uns so an den Vögeln? Da ist einmal die Leichtigkeit, mit der sie sich in den Lüften bewegen. Sie bringen damit das Gefühl von Freiheit und Leichtigkeit in die menschliche Seele. Und wir freuen uns am Gesang der Vögel, in dem uns etwas Fröhliches, Positives entgegenklingt: Ausdruck des Lebens und Inspiration der Lebensfreude.

Der Theologe Gottfried Bachl schreibt in einer seiner modernen Psalmnachdichtungen: „warum ich gern auf der welt bin, hat mich der engel gefragt". Und seine Antwort: „weil es die vögel gibt, / meine charmanten hausgenossen." Der Gesang einer Grasmücke, so sagt er an anderer Stelle (in seinem Beitrag zu dem Buch „Mit einem weiten Herzen"), ist ihm ein „Ja zum Leben, das Sanktuslied, die Fontäne des Jubels". Das Vogellied wird ihm also ein Beispiel für etwas, was zur Schöpfung gehört: geben – mehr, als man hat und kann, mehr, als an der eigenen Gabe erkannt und besessen wird. Der Überschlag der Töne, die allen Nutzen überholende Bejahung. Und dass es so etwas in der Natur gibt, ja dass dies das Wesen der Schöpfung ausmacht, ist für Gottfried Bachl das Wesentliche. Hier erfährt er die Großzügigkeit der Natur. Sie ist ihm das eigentlich Tröstliche.

Berühmt ist die Vogelpredigt des hl. Franziskus. Er spricht die Vögel an: „Meine Brüder Vöglein, gar sehr müsst ihr euren Schöpfer loben, der euch mit Federn bekleidet und euch die Flügel zum Fliegen gegeben hat." Schon Jesus stellt uns die Vögel als Vorbild vor Augen. Wir sollen von ihnen Vertrauen lernen: „Seht euch die Vögel des Himmels an: Sie säen nicht, sie ernten nicht und sammeln keine Vorräte in Scheunen; euer himmlischer Vater ernährt sie. Seid ihr nicht viel mehr wert als sie?" (Mt 6,26).

So kann uns das Betrachten der Vögel die Angst nehmen, nicht genug vorgesorgt zu haben. Und sie lehren uns Vertrauen – so klein sie sind. Sie sind Ausdruck von Lebensfreude und geben gerade dadurch großen Trost.

EIN HUND, DER AUF MICH WARTET

Für einsame Menschen ist ein Hund in seiner Anhänglichkeit oft Quelle der Kraft, gerade in schweren Zeiten. Sie kommen heim, aber nicht in ein leeres Haus. Da ist jemand, der sie voller Freude erwartet. Sie spüren: Da ist etwas, was sie als Kameradschaftlichkeit empfinden. Sie werden willkommen geheißen. Der Hund bewahrt sie auch davor, sich selber zu vernachlässigen. Das vertraute Tier hat seine Bedürfnisse, für die auch der einsame Mensch sorgen muss. Das hält ihn selbst lebendig. Der Hund will täglich ins Freie. Diese Bewegung und die frische Luft, das tut auch dem Menschen gut. Und vor allem fühlt er sich auf seinem Spaziergang nicht allein. Er ist in Beziehung zu diesem Tier. Das bringt ihn auch in Beziehung zu sich selbst und zur Natur. Und er fühlt sich zudem durch diesen Begleiter, auch wenn er allein ist, geschützt vor übergriffigen Menschen.

Es gibt heute eigene Therapiehunde, die man zu alten, pflegebedürftigen Menschen in Altenheimen oder Pflegeheimen schickt. Es tut den alten Menschen gut, wenn ein Hund sie liebevoll beschnuppert. Gerade demente Menschen spüren in der Berührung des Hundes Leben in sich. Hunde können im Menschen offensichtlich Gefühle wecken, wie das sonst nur nahestehende Menschen vermögen.

Eine Frau, die von chronischen Schmerzen heimgesucht ist, erzählte mir, ihr Hund würde ihr das Leben retten. Ohne ihn wüsste sie nicht, ob und wie sie ihr Dasein aushalten könne. Wenn sie in ihr Büro geht, in dem sie es oft mit schwierigen Menschen zu tun hat, nimmt sie ihren Hund mit. Der Hund schafft eine Atmosphäre des Friedens. So ist der Hund für viele Menschen ein treuer Begleiter und auch ein Beschützer. Einsame Menschen fühlen sich sicherer, wenn sie ihr Haus nicht allein bewohnen, sondern ihr Hund wie ein Hüter des Hauses bei ihnen ist.

Die Autorin Gabriela Herpell hat eindrücklich beschrieben, wie es ihr ging, als ihr Hund gestorben war (SZ-Magazin, 5. März 2021). Es ist ein Schmerz wie beim Verlust eines anderen geliebten Wesens. Sie sei nicht gläubig, sagt sie, aber auch nicht ungläubig, und sie schreibt, dass sie ab und zu in eine Kirche geht und dem Hund eine Kerze anzündet, wie sie das auch für Menschen macht, die sie verloren hat. Und sie zitiert den chilenischen Dichter Pablo Neruda, der sich als Atheisten bezeichnet und ein Gedicht mit dem Titel geschrieben hat: „Ein Hund ist gestorben“:

> *„Und ich, Materialist, der nicht daran glaubt, / daß es den verheißenen himmlischen Himmel / für irgendeinen Menschen gibt, / glaube für diesen Hund oder für jeden Hund / an den Himmel, ja, ich glaube an einen Himmel / in den ich nicht komme, doch wo er mich erwartet / seinen Fächerschwanz schwenkend, / damit es mir bei der Ankunft nicht an Freundschaft fehle.“*

EINE KATZE SCHNURRT DIE SORGEN WEG

Was der Hund für viele Menschen ist, das ist für andere die Katze. In Ägypten galt die häusliche, wendige und nützliche Katze als heiliges Tier der Göttin Bastet, der Beschützerin des Hauses, der Mütter und Kinder. So erleben es manche Menschen im Grunde auch noch heute, die eine Katze im Haus haben: Sie fühlen sich beschützt. Andere erleben die Nähe und Vitalität dieses Tieres als Trost, wenn sie mir ihr schmusen und ihr liebkosend über das weiche Fell streicheln. Inmitten stressiger Hausarbeit oder bei einer belastenden Situation einfach einmal loslassen, eine Katze auf den Schoß nehmen und sie streicheln, so lange, bis sie schnurrt und auch die Sorgen „wegschnurrt“: wenn wir diesen Zustand zu genießen verstehen und zu verlängern suchen, dann kann das sehr beruhigend sein.

Die Katze weiß, was sie will. Sie hat ihren eigenen Dickkopf. Der fordert auch die Familie heraus, sich um sie zu kümmern – und sie erinnert uns so auch an die eigenen Bedürfnisse. Oft ruht die Katze friedlich an ihrem Lieblingsort. Dann ist sie für uns ein Bild des Friedens, und der strahlt dann auch auf uns aus, sodass wir ruhig werden. Andere spielen gerne mit ihrer Katze. Als Kinder haben wir oft mit den jungen Katzen gespielt. Wir haben ihnen Puppenkleider angezogen. Sie haben das alles mit sich machen lassen. Uns Kindern hat das Spaß gemacht, auf der einen Seite der Katze etwas aufzudrängen, was sie nicht so gerne mag, auf der anderen Seite aber auch die Grenze zu spüren, wo wir nicht mehr gut mit ihr umgehen. Die jungen Katzen haben in uns das Spielerische geweckt. Und so ist es auch die Hauskatze, die uns einlädt, mit ihr zu spielen. Aber sie erinnert uns auch immer wieder daran, dass sie Zuwendung und Pflege braucht. So werden wir herausgefordert, auch für uns selber gut zu sorgen und uns zu pflegen.

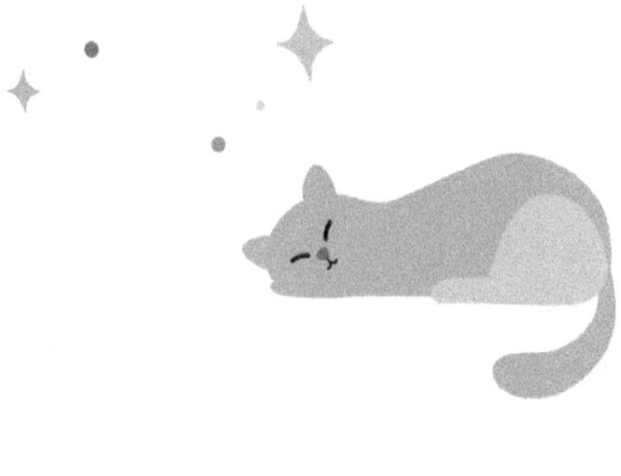

PFERDE: KRAFT UND ANMUT

Wenn ich im Urlaub an einer Weide vorbeiwandere, auf der Pferde weiden, dann bleibe ich unwillkürlich stehen. Die Pferde strahlen eine eigene Atmosphäre aus. Sie faszinieren mich durch ihre Schönheit, durch ihre anmutigen Bewegungen. Und ihre Kraft imponiert. Wenn meine Nichten mich in der Abtei besuchen, dann ist ihr erster Weg der zu den sieben Pferden, die unsere Schule für das Voltigieren bereithält. Sie wollen die Pferde streicheln oder ihnen eine Möhre zustecken. Sie sind fasziniert von den Pferden. Offensichtlich sind sie für sie eine Verheißung von Kraft und Lebendigkeit. Manche Männer und Frauen haben ihr eigenes Pferd. Sie freuen sich nicht nur, auf ihm zu reiten und dabei die eigene Lebendigkeit und Kraft zu spüren. Wenn es ihnen nicht gut geht, dann gehen sie oft zu ihrem Pferd, lehnen den Kopf daran und klagen ihm ihr Leid. Und sie haben das Gefühl, dass das Pferd ihre Gefühle genau spürt und sie zu trösten versucht durch eine zärtliche Bewegung des Kopfes. Das Pferd ist einfach da für sie. Es tröstet nicht mit Worten, sondern einfach durch sein Dasein, durch seine Kraft und durch sein Mitfühlen. Sie fühlen sich verstanden von ihrem Pferd. Da gibt es keine Worte, die missverstanden werden. Da müssen sie sich nicht rechtfertigen oder erklären. Sie lehnen sich an das Pferd und übergeben ihm ihr Leid und ihre Trauer. Das tröstet sie.

SITZEN AM FLUSS, AM STRÖMENDEN WASSER

Ein Mann erzählte mir, dass für ihn der beste Weg, zur Ruhe zu kommen, ist, sich an den Fluss zu setzen, der durch seine Heimatstadt fließt. Er tut das aber nicht in der Stadt, sondern etwas außerhalb, wo er allein ist. Stundenlang macht er das. Als ich ihn fragte, was ihn da so beruhigen würde, antwortete er: „Ich beobachte das Fließen des Flusses, das seit Jahrtausenden immer das gleiche ist. Das relativiert meine alltäglichen Sorgen und Probleme. Und ich kann mir vorstellen, dass mit dem Fließen auch meine Sorgen und meine Konflikte wegströmen. Ich lege alles, was mich beunruhigt, in dieses Fließen des Flusses. Dann fließt es weg, und zurück bleibt eine tiefe innere Ruhe. Gerade wenn es mir nicht so gut geht, ist es für mich ein Trost, mich an den Fluss zu setzen."

Ein anderer, der in der schwierigen Kriegszeit und der harten Zeit danach in einem Dorf an der Donau aufgewachsen war, ging als Kind immer an den Fluss. Als Kind schon wollte er immer dahin, wohin die Donau floss. Nicht bloß danebenstehen und zuschauen wollte er, sondern er stand da, um nach dem Ziel auszuschauen, um seiner Sehnsucht Raum zu geben. Das Ziel: Es war sein Geheimnis, sagt er, über das er mit niemandem sprach. Aber es blieb sein Traum, irgendwann einmal aufzubrechen, es nicht mehr vorbeifließen zu lassen. Als Kind schon hat ihn die Vorstellung getröstet, dass nicht alles so bleiben müsse, wie es war. Es hat ihn über die schwierige Kindheit hinweggerettet und ihm die Kraft gegeben, sein Leben gut zu meistern. Irgendwann als Rentner reiste er dem alten Ziel, dem Kindheitstraum, nach: mit dem Schiff von Passau ans Schwarze Meer.

Für den Dichter Friedrich Hölderlin war es der Neckar, an dessen Ufer er oft seinen Trost gefunden hat. Er hat ein eigenes Gedicht über den Neckar geschrieben. Darin heißt es:

„Der Berge Quellen eilten hinab zu dir, / Mit ihnen auch mein Herz und du nahmst uns mit / Zum stillerhabnen Rhein, zu seinen / Städten hinunter und lust'gen Inseln."

Durch den Fluss kommt der Dichter in Berührung mit seiner Kindheit. Aber er bringt auch seine Schmerzen mit, die ihm das Leben als Erwachsener bereitet. Dann schaut er auf den Fluss und spürt:

„Wie Leben aus dem Freudebecher, / Glänzte die bläuliche Silberwelle."

So wandeln sich seine Schmerzen in Freude über die Silberwellen des Flusses.

5.
Vom Trost, der Leib und Seele stärkt

ALLES, WAS LUST MACHT

„Werden Schmerz und Trauer durch jede Lust gemildert?“, so fragt Thomas von Aquin in seiner schon erwähnten Abhandlung über die „passiones animae“, die Leiden und Tröstungen der Seele. Und er beantwortet die Frage positiv.

Lustlosigkeit ist auch nach dem alten Mönchspsychologen Evagrius (345–399) eine Fehlhaltung. Sie bestimmt das Laster der Akedia: als Unfähigkeit, an irgendetwas Geschmack zu finden. Man hat weder Lust zur Arbeit noch zum Gebet, ja nicht einmal zum Nichtstun. Es ist einfach nur Leere, Trägheit, Jammern, Zerrissenheit. Das Leben schmeckt nicht mehr. Es wird zum Ekel, zum Überdruss. Man kann sich an nichts freuen. Das, was ich gerade tue, ist immer mühevoll. Man meint, die Erfüllung sei immer woanders.

Doch wer eine solche Einstellung hat, wird unfähig, sich auf den Augenblick einzulassen. Und Lust ist immer etwas Gegenwärtiges. Wenn ich mich auf diesen Augenblick ganz einlasse, dann empfinde ich Lust. Die Lust macht das Leben wertvoll, lustvoll, lebendig. Sie vertreibt die Traurigkeit und den Schmerz.

Wir gebrauchen im Deutschen das Wort Lust auf verschiedene Weise: „Ich habe Lust auf einen guten Rotwein.“ „Lust“ bedeutet hier: Verlangen haben nach etwas in der Hoffnung, dass das, wonach ich verlange, mir eine angenehme Empfindung, Freude und Vergnügen bereitet. Wir sagen aber oft auch: „Ich habe keine Lust, zu arbeiten.“ Keine Lust zu haben meint dann: Ich habe keine Motivation. Es wehrt sich etwas in mir. Oder wir sagen von Menschen, dass sie unbeherrscht sind, sich einfach nur von Lust und Laune bestimmen lassen. Das meint: Sie haben kein Gespür für das, was von ihnen gefordert wird, für ihre Pflicht.

Ich kenne viele Menschen, die lustlos an die Arbeit gehen, oder Schüler, die lustlos morgens die Schule besuchen. Manche zelebrieren ihre Lustlosigkeit. Nichts macht ihnen Spaß. Alles ist so leer und langweilig. Sie schneiden sich damit selbst von ihrer Lebendigkeit ab. Sie schneiden sich so auch vom Leben ab. Die Lustlosigkeit kommt von der Vorstellung, dass alles nicht gut genug für sie ist. Doch wir können uns die äußeren Dinge, die wir erleben, nicht immer aussuchen. Aber wie wir die Dinge erleben, das hängt von uns ab. Wenn wir uns gute Bilder von den Dingen machen, die uns heute erwarten, dann werden wir mit Lust in den Tag gehen. Doch wenn wir mit negativen Vorstellungen an das herangehen, was auf uns zukommt, dann werden wir keine Lust empfinden können. Es hängt also durchaus auch von uns ab, ob wir Lust haben oder nicht. Wer Lust hat, dem wird alles lustvoll, der wird das Leben mit Schwung und Freude leben.

Der griechische Philosoph Platon sagt: Die Lust stellt das innere Gleichgewicht des Menschen wieder her. Sie ist also für seine innere Gesundheit heilsam. Aristoteles versteht Lust als Bestandteil einer vollkommenen Tätigkeit. Wenn der Mensch vollkommen in einer Tätigkeit aufgeht, erfährt er immer auch Lust. Lust begleitet also unser Tun. Wenn wir unsere natürlichen Fähigkeiten vollkommen ausüben, dann erleben wir Lust. Für Thomas von Aquin ist Lust Ausdruck von kreativem Tun: Wer ganz in seinem Tun aufgeht, der empfindet Lust. Traurigkeit wird nach Thomas oft durch die Erinnerung an vergangene Freuden mit verstorbenen Freunden hervorgerufen. Die Lust ist dagegen immer etwas, das ich jetzt im Augenblick spüre. Die Traurigkeit hat oft mit dem Hängen in der Vergangenheit zu tun.

Daher lädt uns Thomas ein, uns ganz auf den Augenblick einzulassen. Und wenn wir die Aussagen des mittelalterlichen Gelehrten in unsere heutige psychologische Sprache übersetzen, dann könnten wir sagen: Lust unterbricht die Routine. Routine ist immer ein Ausdruck dessen, dass wir uns nur von der Vergangenheit leiten lassen und auch keine Perspektive für die Zukunft haben. Lust hat immer mit Gegenwart zu tun. Sie unterbricht den Lauf und hält den Augenblick fest. Lust ist eine ansteckende Kraft, die nicht nur uns selber anzieht und ansteckt, sondern auch andere Menschen. Damit aber ist sie eine Kraft, die etwas bewegen kann. Letztlich führt uns die Lust aus der Isolation des Ego heraus. Denn in der Lust kreisen wir nicht um uns, sondern lassen uns von etwas außerhalb von uns anlocken und herauslocken.

Lust ist also eine wichtige Empfindungsqualität des Menschen. Wenn der Mensch bei der Arbeit Lust empfindet, geht sie ihm besser von der Hand. Wenn er Lust beim Wandern hat, dann hebt sich auch sein Herz. Wenn er mit Lust in eine Besprechung geht, wird sie eher gelingen. Und wenn einer Lust im sexuellen Einswerden spürt, dann fördert das sein Erleben von Liebe. Lust dient der Gesundheit. Und die Psychologie sagt, dass der Mensch durch Lusthemmung krank wird. Wer sich Lust verbietet, dem stößt das Leben sauer auf. Und er macht sich selber damit krank.

Der hl. Benedikt stellt im Vorwort seiner Regel an die, die sich für das klösterliche Leben interessieren, die Frage: „Wer hat Lust am Leben?“ Ins Kloster soll also nicht der eintreten, der dem Leben ausweichen möchte, sondern der Lust auf volles Leben hat, der sich danach sehnt, gute Tage zu sehen (vgl. Prolog 15). Doch die Lust auf Leben wird nicht erfüllt, indem der Mönch alles machen kann, was er möchte. Vielmehr zeigt Benedikt mit einem Psalmvers auf, wie der Weg zum erfüllten Leben geht: „Willst du wahres und unvergängliches Leben, bewahre deine Zunge vor Bösem und deine Lippen vor falscher Rede! Meide das Böse und tu das Gute; suche den Frieden und jage ihm nach!“ (Prolog 17; Psalm 34,14f). Lust am Leben wird nur der empfinden, der das Böse meidet und das Gute tut. Lust hat also nichts mit Regellosigkeit zu tun, sondern mit einem erfüllten Leben, mit einem Leben, das in Übereinstimmung gelebt wird mit dem Willen Gottes. Benedikt ist überzeugt, dass der Weg zum wahren Leben am Anfang eng und hart ist. Doch wer sich auf diesen Weg begibt, „dem wird das Herz weit, und er läuft in unsagbarem Glück der Liebe den Weg der Gebote Gottes“ (Prolog 49). Im Lateinischen ist hier von der Süßigkeit der Liebe die Rede. Die Liebe ist also zu kosten. Man kann Lust daran empfinden. Sie hat einen süßen Geschmack. Doch zu dieser Liebe gelangt man nur, wenn das Herz weit wird und man alle Enge hinter sich gelassen hat.

Es gibt spirituelle Menschen, die Angst haben vor der Lust. Lust verwechseln sie mit Abhängigkeit, mit Unbeherrschtheit, mit Bestimmtwerden von außen. Doch Lust hat mit Freude zu tun. Sie vertreibt die Enge der Seele und tut dem Menschen gut. Wer sich alle Lust verbietet, der wird nicht nur lustlos in seiner Arbeit, in seinem alltäglichen Leben, sondern letztlich auch in seiner Spiritualität. Ihr fehlt die Lust am Leben. Menschen, die der Lust aus dem Weg gehen, haben oft Angst davor, von der Lust überwältigt zu werden und ihre Selbstbeherrschung zu verlieren. Sie wollen alles kontrollieren. Doch diese Selbstkontrolle führt zu einem reduzierten Leben. Sich berühren, sich verlocken, sich anlocken, sich zur Lust verführen lassen, das gehört zum Menschen. Ich kann die Lust nicht festhalten, auch wenn Friedrich Nietzsche sagt: „Alle Lust will – Ewigkeit … will tiefe, tiefe Ewigkeit!“ Wir möchten die Lust immer erleben. Denn in ihr steckt die Verheißung von Leben und Glück.

Das ist alles nicht abstrakt: Es meint sicher auch die Lust

am Essen, die Lust an der Sexualität, die Lust an einem guten Glas Wein. Alles, was uns erfreut, ist eine Tröstung: Heilmittel für unsere Traurigkeit und unsere Schmerzen.

SICH SPÜREN: SPORT UND BEWEGUNG

Depressiven Menschen hilft es nicht, wenn sie nur daheim sitzen bleiben und über ihren Zustand grübeln. Das Grübeln zieht sie noch tiefer in die Depression. Da tut es gut, nach draußen zu gehen und in der Bewegung des Gehens sich selbst zu spüren. Wenn uns die Alltagsprobleme allzu sehr bedrängen, wenn wir Ärger in der Firma hatten, wenn die Sorgen daheim zu groß werden, dann kann es uns gut tun, uns im Sport auszutoben, dass wir richtig schwitzen. Wenn wir ins Schwitzen kommen, können wir allen inneren Dreck herausschwitzen, der uns innerlich belastet. Das ist eine Wohltat. Und da macht es nichts aus, dass wir uns nach dem Austoben müde oder „k. o." fühlen. Gerade dieses Gefühl, k. o. zu sein, lässt uns die Sorgen und den Ärger vergessen. Wir spüren nur noch uns selbst. Und wir sind stolz darauf, dass wir uns verausgabt haben. Gemeinsam Fußball oder Handball zu spielen erhöht dieses Gefühl. Wir lassen uns ganz und gar auf die anderen und das Spiel ein und vergessen dabei das, was uns daheim bedrängt. Natürlich ist der Trost noch größer, wenn wir gewinnen. Aber wer lange genug Fußball gespielt hat, der weiß, dass es auch dazugehört, verlieren zu können. Ich habe mein Bestes gegeben. Und das gibt auch ein gutes Gefühl.

Heute ist es bei vielen Menschen beliebt, zu joggen. Es ist eine einfache Form von Sport. Aber auch das tut der Seele gut, allerdings nur, wenn ich mich nicht unter Druck setze, jedes Mal schneller und weiter zu laufen. Es geht darum, mich ganz auf das Laufen einzulassen und mich freizulaufen von allen Sorgen und Nöten, die mich gerade bedrücken.

Ob Laufen, Bergsteigen, Schwimmen oder Fahrradfahren: Bewegung lässt uns nicht nur unseren Körper intensiver spüren, sie tut auch unserer Seele gut. Bewegung ist Leben. Sie hält uns lebendig, lockert Verspannungen, fördert die Durchblutung und aktiviert, wie die Mediziner heute wissen, auch das Gehirn. Das wirkt sich heilsam auf den ganzen Körper und auf die Seele aus. Außerdem werden durch die Bewegung Glückshormone ausgeschüttet, so dass auch die seelische Stimmung sich aufhellt. Bewegung, die mit unserer Energie in Berührung bringt, mag anstrengend sein. Und wenn wir vorher auch noch so erschöpft waren, noch so frustriert von der Arbeit, bringt sie uns doch mit einer inneren Quelle in Berührung. Trotz der Anstrengung erleben wir eine innere Frische. Die Sorgen des Alltags sind wie weggewischt. Der Kopf ist wieder frei. Und wenn wir uns im Freien bewegen, so ahnen wir in der unmittelbaren Erfahrung der Schöpfung etwas von der unerschöpflichen Fülle des Lebens, an der wir teilhaben dürfen.

LEIBSPEISEN – SEELENNAHRUNG

Als der resignierte Papst Benedikt XVI. im Sommer 2020 seinen todkranken Bruder Georg in Regensburg besuchte, aßen sie – wie Medien berichteten – mit viel Genuss zum Abschluss gemeinsam einen Apfelstrudel. Es war eine tröstliche Kindheitserinnerung, die sie in dieser Situation des Abschieds miteinander und mit ihrer Familiengeschichte verband.

„Essen und Trinken hält Leib und Seele zusammen“, so lautet ein altes Sprichwort. Und Essen gehört auch zu den ältesten und weltweit verbreiteten gemeinschaftlichen Ritualen, wenn es um die Bewältigung der Trauer geht. Nach der Beerdigung hält man meist einen sogenannten Leichenschmaus, zu dem die Familie einlädt und bei dem man sich gemeinsam an den Verstorbenen erinnert. In Unterfranken wird dieser Leichenschmaus oder Leichentrunk „Tröster“ genannt. Die Erfahrung zeigt, dass er offensichtlich die Trauer in Dankbarkeit und oft auch in Fröhlichkeit zu verwandeln vermag. Wenn das Kind traurig ist, kocht ihm die Mutter seine Lieblingsspeise, und die wird dann ein Trost, der durch den Magen geht. Der Magen ist ja sehr sensibel für Beziehungen. Wenn die Freundschaft oder Partnerschaft gerade schwierig ist, schlägt das auch auf den Magen. Dann kann man entweder gar nichts essen, oder aber man stopft das Problem mit Essen zu. Beides wird dann nicht zum wirklichen Trost, sondern offenbart nur den Schmerz. Doch wenn ich mir mitten in einer kritischen Situation bewusst ein gutes Essen gönne und es langsam genieße, dann kann es auch zum Trost werden. Wenn in mir alles zugefroren scheint und ich in der Wärme einer für mich zubereiteten heißen Suppe auch die Wärme der Zuneigung eines Menschen spüre, tut das Leib und Seele gut. Ich kann dann gerade im Schmerz eine andere Qualität des Lebens wahrnehmen und schmecken. Ein Sprichwort sagt schließlich auch: „Liebe geht durch den Magen." Wenn die Frau oder auch der Mann etwas Besonderes kocht, legt sie oder er ihre ganze Liebe hinein. Und beim gemeinsamen Mahl können sie diese Liebe schmecken und genießen. Auch nach einem Streit kann das ein guter Weg sein, die Versöhnung bewusst zu machen und die Liebe zueinander gemeinsam zu genießen. So kann das gemeinsame Essen gerade in schwierigen Zeiten zu einem schmackhaften Trost werden.

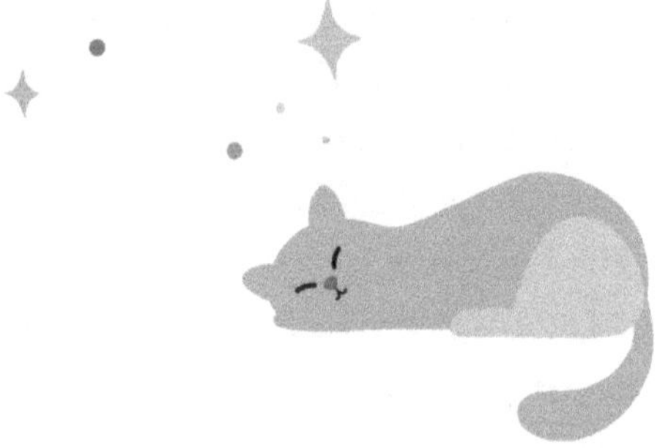

LOB DES MITTAGSSCHLAFS

Als ich vier Jahre in Rom studiert habe, habe ich mir den Mittagsschlaf angewöhnt. Die Römer sprechen von der „siesta“, die sie machen. „Siesta“ meint die sechste Stunde (sexta hora), die in südlichen Ländern besonders heiß ist. Heute halte ich den Mittagsschlaf nicht deshalb, weil hierzulande um diese Zeit die Temperaturen besonders hoch wären. Doch wir sprechen ja auch in der Alltagssprache von der „Hitze des Tages“ und meinen damit allen möglichen Stress. Wenn es in meiner Zeit als Cellerar am Vormittag manchmal hitzige Debatten um wirtschaftliche oder organisatorische Fragen gab, dann habe ich den Mittagsschlaf immer als Trost erfahren. Ich habe dann nicht weiter gegrübelt über die hitzigen Diskussionen, sondern mich auf das Bett gelegt und im ruhigen Atem alles losgelassen, was war. Und ich habe mir vorgestellt, dass ich jetzt gar nichts lösen muss, gar nichts zu tun brauche: Ich liege einfach da. Es ist nicht so wichtig, ob ich einschlafe oder nur döse. Ich stelle mir den Wecker auf eine halbe Stunde. Und diese halbe Stunde genieße ich. Ganz gleich, ob ich einschlafe oder nur döse, auf jeden Fall bin ich nach einer halben Stunde erfrischt und innerlich erholt. Wir Mönche stehen ja morgens schon früh auf – um halb fünf. Da ist der Mittagsschlaf eine gute Unterbrechung. Dann kann ich mich am Nachmittag erholt und mit neuer Energie an die Arbeit machen. Für mich ist der Mittagsschlaf etwas, auf das ich mich jeden Tag freue. Auf Reisen komme ich oft nicht zum Mittagsschlaf. Aber dann gönne ich mir immer auch kleine Pausen, in denen ich einfach nur da bin und alles, was mich gerade beschäftigt, loslasse.

Mediziner sagen, dass der Mittagsschlaf das Immunsystem stärkt, dass die Bandscheiben rehydrieren können und man weniger anfällig wird für Krankheiten, auch für Krebs und Herzprobleme. Therapeuten rühmen seine heilsam-beruhigende Wirkung auf das vegetative Nervensystem.

Ich kann nur sagen: Der Mittagsschlaf tut mir einfach gut.

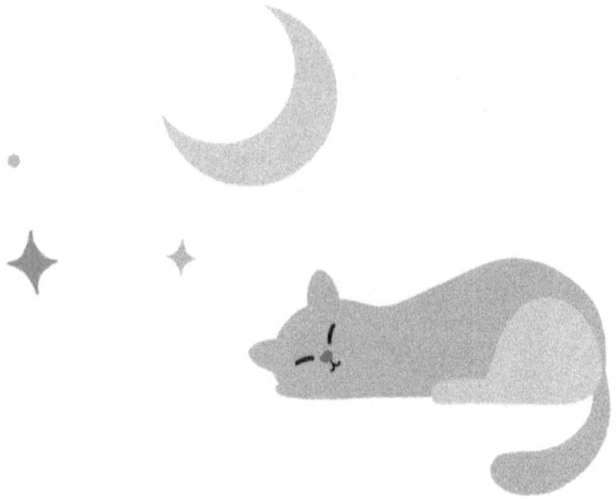

WANDERN – GANZ IM LEIB SEIN

Im Urlaub muss ich keine großen Reisen machen, ich erhole mich am besten, wenn ich mit meinen Geschwistern im Gebirge wandere. Dabei weiß ich mich in Gemeinschaft mit meinen Geschwistern. Und doch wandere ich oft schweigend und gehe allein meinen Weg. Ich bin dann ganz im Wandern, lasse mich auf die Schritte ein. Ich überlasse mich dem Schwitzen, wenn es bergauf geht. Dieses gleichmäßige Gehen, das manchmal durchaus anstrengend ist, tut meinem Körper gut. Ich spüre, dass mein Körper noch leistungsfähig ist. Ich fühle ihn. Ich bin ganz in meinem Leib. Und ich spüre die Natur um mich herum. Natürlich ist es dann schön, nach einer Stunde eine kurze Rast zu machen und die wunderbare Landschaft zu betrachten, die felsigen Berge, die grünen Wiesen, die kleinen Gebirgsseen. Und am Gipfel, an dem ich erschöpft ankomme, dann eine ausgiebige Rast und Brotzeit zu halten, das tut meinem Leib und meiner Seele gut. Es ist eine freudige Lebendigkeit, die ich dann erfahre: Die Anstrengung des Gehens wird belohnt durch die wunderbare Aussicht, durch das Ausruhen und Genießen der eigenen Müdigkeit. Ich setze mich bequem nieder und bin stolz, diesen Weg geschafft zu haben. Und ich teile gerne die Freude über den Gipfel und den gemeinsamen Weg mit meinen Geschwistern. Wir essen miteinander, unterhalten uns, freuen uns aneinander und miteinander.

Als ich noch jünger war, bin ich mit 30 bis 60 Jugendlichen durch den Steigerwald gewandert. Jeden Tag sind wir etwa 25 bis 30 km gegangen, eine Stunde auch schweigend. Das hat mir gutgetan: durch die Wälder zu gehen, die frische Luft zu atmen, ganz auf das Gehen und auf die inneren Gedanken konzentriert zu sein. Und dann haben wir immer wieder die gemeinsamen Rastzeiten genossen und viel Freude miteinander gehabt. Das Wandern schafft Gemeinschaft. Aber es lässt auch genügend Raum für die Einsamkeit. Jeder geht seinen Weg allein. Und dann gehen wir wieder miteinander, tauschen uns aus, erfahren, dass einer den anderen stützt. Oft war ich dann auch allein im Steigerwald und bin eine Woche allein durch die Wälder gewandert. Auch das war für mich wohltuend, auch wenn ich mich manchmal etwas verirrt habe. Das gleichmäßige Gehen hält den Geist lebendig. Es ist nicht zu anstrengend und tut doch dem Körper gut. Ich spüre, dass ich meinen Rhythmus finde. Und wenn ich in diesem Rhythmus gehe, „geht es“ wie von selbst. Da achte ich dann nicht auf die Anstrengung, die es kostet. Es geht einfach weiter. Und im Gehen fühle ich mich im Einklang mit mir selbst, ich fühle mich frei. Ich wandere mich frei von allen Sorgen und Problemen, die mich sonst belasten. Nicht nur der Körper kommt in Schwung, auch der Geist wird frei. Und im Gehen kommen oft auch gute Gedanken. Nicht umsonst haben die griechischen Philosophen aus der Schule des Aristoteles, die sogenannten Peripatetiker (die „Umherwandelnden“), ihre philosophischen Gedanken im Gehen entwickelt und miteinander ausgetauscht.

Das deutsche Wort „wandern“ hängt mit „wandeln“ und „verwandeln“ zusammen. Wer wandert, wandelt sich, er wird verwandelt. Das Ziel der Verwandlung ist die ursprüngliche Gestalt, die Gott mir zugedacht hat und die oft verdeckt ist von den Bildern, die andere mir übergestülpt haben. Das Wandern hat für mich drei Aspekte, die auch ein Symbol für mein Leben selber sind.

Zunächst einmal: Ich wandere aus. Abraham ist ausgewandert aus seiner Heimat, seiner Verwandtschaft und seinem Vaterhaus (vgl. Gen 12,1). Das war für die Mönche ein Bild des dreifachen Auszugs: Ausziehen aus Abhängigkeiten, aus den Gefühlen der Vergangenheit und aus dem Sichtbaren. Für mich heißt auswandern, gleichsam die Stricke hinter mir zu lassen, die mich fesseln: Abhängigkeit von Menschen, von Gewohnheiten, von Süchten, von Leidenschaften. Ich wandere in die Freiheit hinein.

In einem zweiten Sinn deute ich das Wandern auch unter dem Aspekt, dass ich nicht stehen bleibe: Ich gehe meinen Weg weiter. Ich ruhe mich nicht aus auf meinen Lorbeeren. Natürlich mache ich auch Rast auf meinem Weg. Ich halte inne, um neue Kraft zu schöpfen und um über meinen Weg nachzudenken. Aber dann gehe ich weiter. Denn mein Leben ist beständige Wandlung, Verwandlung in das Wesentliche, in das Ursprüngliche, Authentische.

Und schließlich: Ich wandere auf ein Ziel zu. Das sind beim wirklichen Wandern konkrete Ziele: der Berggipfel, die Almhütte, die Wallfahrtskirche. Symbolisch gesprochen ist es aber letztlich Gott, auf den ich zuwandere. Oder wie Novalis das in seinem berühmten Wort so schön ausgedrückt hat: „Wo gehen wir denn hin? – Immer nach Hause." Ich wandere letztlich immer auf Heimat zu, und zwar nie nur auf die Heimat, aus der ich gekommen bin, sondern auf eine künftige Heimat hin, auf Gott hin.

TIEF VERSUNKEN IM SPIEL

In der Schule und im Internat habe ich leidenschaftlich gerne Fußball gespielt. Da fieberte ich oft schon lange vorher, vor allem wenn es in einem Wettbewerb um das Spiel gegen eine andere Mannschaft ging. Beim Spielen vergaß ich alles andere. Und wenn ich heute unsere Schüler Fußball spielen sehe, dann juckt es mich immer noch in den Füßen, und ich würde am liebsten mitspielen. Ein Glücksgefühl war es für mich nicht nur, ein Tor zu schießen, sondern auch, wenn ich mit einem Pass einen Spielzug eröffnen konnte, der die Mitspieler in eine gute Position brachte. In einer Mannschaft zu spielen, mich ganz und gar für sie einzusetzen und natürlich nach Möglichkeit zu gewinnen, das hat mich immer schon fasziniert. Und wenn ich heute ein Spiel anschaue, dann bin ich immer noch begeistert, wenn sich Kreativität in der Kooperation und leidenschaftliche Hingabe im Spiel verbinden.

Dass sich Fans so mit einer Mannschaft identifizieren und mitfiebern, dass sie von einem Spiel so sehr in Beschlag genommen sind, das hat sicher mit der Sehnsucht zu tun, nicht immer Verlierer sein zu müssen, sondern auf der Seite der Gewinner zu stehen. Letztlich ist es die Sehnsucht danach, dass das Leben gelingt. Und es ist die Sehnsucht nach Verbundenheit, der Wunsch, dazuzugehören.

Das Spiel hat von seinem Ursprung her ja die Bedeutung: das auszuagieren, was in den Seelen der Menschen an Sehnsucht verborgen ist. Das Spiel, sagen Philosophen, steht am Anfang aller Kultur und entstammt ursprünglich der Religion. Deswegen spricht der Autor des berühmten Buches „Homo ludens“, der Kulturhistoriker und Philosoph Johan Huizinga, wenn er die starke emotionale Intensität, die Anteilnahme und den feierlichen Ernst beim Spiel deutet, auch vom „heiligen Ernst des Spiels“, das nach bestimmten Regeln ordnungsgemäß verläuft. Die Menschen haben vor Gott das im Spiel dargestellt, was ihnen für ihr Leben wichtig war. Und sie haben sich im Kult, im heiligen Spiel der rituellen Handlungen und der Liturgie, hineingespielt in die Möglichkeiten, die Gott ihnen anbietet. Wir Christen feiern in der Liturgie das Fest unserer Erlösung. Wir spielen uns gleichsam in die innere Freiheit hinein, die Jesus uns schenkt, und in die Möglichkeiten, die er uns durch sein Wort, seine Taten und sein erlösendes Handeln eröffnet hat. Gelungenes Spiel ist im Letzten immer: sich hineinspielen in die Freiheit des erlösten Menschen, sich hineinspielen in die Freude am Dasein vor Gott.

EIN BAD, DAS REINIGT UND BELEBT

Ein Bad tut der Seele gut. Das kann das Bad in einem schönen See sein, aber genauso das gemütliche warme Bad in der Badewanne. Die pharmazeutische Industrie hat das aufgegriffen und viele Badezusätze entwickelt, die das Baden besonders angenehm machen. Da gibt es das Gesundheitsbad, das Erkältungsbad, das Entspannungsbad. Oft sind diese ätherischen Öle mit Heilkräutern vermischt, die ihre gesundheitsfördernde Wirkung zusammen mit dem warmen Wasser am Körper entfalten. Bereits die Antike wusste um die wohltuende Wirkung eines warmen Bades. Es ist also mehr als bloße Reklame, wenn mit einem solchen Gesundheitsbademittel das Versprechen verbunden ist: „Weckt neue Energie, erfrischt und belebt."

Schon als Kinder haben wir uns am Samstagabend auf die Badewanne gefreut. Da haben wir uns Zeit gelassen, in der Badewanne zu liegen und uns zu entspannen. Heute finde ich kaum einmal Zeit, mich in einer Badewanne zu entspannen. Das Duschbad geht schneller und effektiver. Aber wenn ich mir Zeit lasse und das Duschen genieße, kann ich auch da die wohltuende Wirkung erfahren. Ich spüre das Wasser, das mich reinigt und erfrischt. Nach dem Duschen fühle ich mich wieder wie neugeboren.

Im Urlaub kann ich es genießen, mit meiner Schwester im Staffelsee zu schwimmen. Es ist ein wunderbar ruhiger See.

Da kann ich an einer Stelle, die nur wenig besucht wird, in aller Ruhe meine Runden drehen, mich vom Wasser getragen fühlen und den Frieden genießen, der von einem solchen See ausgeht. Und ich habe überall einen wunderbaren Blick auf die Berge. Manchmal schwimme ich den Sonnenstrahlen zu, die sich in den leichten Wellen spiegeln. Es ist eine eigenartige Stimmung, am späten Nachmittag oder am frühen Abend noch im See zu schwimmen und die Ruhe zu spüren, die durch die leichten Wellen gleichsam hörbar wird. Da ist kein Geschrei zu hören, keine lauten Stimmen. Nur wenige Schwimmer und Schwimmerinnen drehen um diese Zeit genauso ruhig ihre Runden. Nach dem Bad, das am Anfang auch manchmal sehr kalt sein kann, genieße ich es dann, mich von der Sonne wärmen zu lassen und mich mit meiner Schwester zu unterhalten. Da spüre ich die wohltuende Wirkung des Bades. Nach dem Bad kann man nicht jammern oder über die böse Welt schimpfen oder Probleme wälzen. Da dreht sich das Gespräch immer um die wesentlichen Dinge, um das, was uns wirklich trägt und erfreut.

Schon als Kind war ich fasziniert von Seen. Mein Vater hat uns als Kinder oft an das sogenannte Grundwasser geführt, einen Baggersee gleich in unserer Nähe. Dort hat er uns mit aller Geduld das Schwimmen beigebracht. Und wir haben es genossen, schon als Kinder schwimmen zu können. Auch heute setze ich mich gerne an einen See und genieße einfach die Ruhe. Auch ohne Baden strömt vom See eine Atmosphäre aus, die guttut. Das gilt auch von Flüssen oder Bächen im Gebirge. Der Gebirgsbach rauscht zwar, aber das Rauschen ist kein Gegensatz zur Stille. Im Gegenteil, es macht die Stille hörbar. Wenn ich mit meinen Geschwistern von einer anstrengenden Wanderung komme, nehmen wir manchmal in einem kalten Gebirgsbach noch ein Fußbad. Das belebt die müden Glieder. Vor allem die Füße, die vom langen Weg manchmal brennen, werden vom kalten Wasser zu neuer Lebendigkeit geweckt. Es ist ein angenehmes, wohliges Gefühl. Die letzte Strecke des Weges gehen wir dann ganz anders.

Schwimmen tut dem Körper und der Seele gut. Gerade bei Rückenproblemen ist das Schwimmen hilfreich. Aber auch innere Verkrampfungen können sich mit der gleichmäßigen Bewegung lockern, und innere Probleme können wir so loslassen. Und wir fühlen uns getragen vom Wasser. Im Bad kommen wir in Berührung mit dem Zustand des Säuglings, der noch im Mutterschoß im Wasser schwimmt. Wir kommen gleichsam in Berührung mit dem paradiesischen Zustand vor unserer Geburt. Das ist wohl ein zentraler Grund, warum wir uns im Wasser so wohl fühlen und warum das Schwimmen uns oft in einen glücklichen Zustand versetzt.

Ich habe mich oft gefragt, warum Kinder so fasziniert sind vom Wasser und immer im Wasser spielen wollen. Vielleicht hat das ja mit dem paradiesischen Zustand zu tun, den sie im Mutterschoß erlebt haben. Die Bibel erzählt uns, dass im Paradies vier Ströme fließen. Der Philosoph Bernhard Welte erinnerte einmal im Nachdenken über das Baden an die Verheißung, die im Wasser steckt: „als ein Stück anfänglicher Schöpfung, uns Spätlingen der Schöpfung zum Trost zugedacht“. Vielleicht spüren wir tatsächlich in jedem Wasser etwas vom belebenden und befruchtenden Wasser des Paradieses, aber auch von der Ruhe und dem Frieden, der vom Paradies ausgeht. Wer lange am Wasser sitzt, wird ruhig. Er hat das Gefühl, dass der Fluss seit Jahrtausenden fließt. Er relativiert all die Probleme, die uns bedrücken. Er lässt sie gleichsam wegfließen.

WEIN SCHMECKEN UND GENIESSEN

Wenn ich im Urlaub bin, dann trinke ich gerne zum Abendessen mit meinen Geschwistern ein Glas Wein. Der Rotwein schmeckt besonders gut, wenn meine Geschwister gerade italienisch gekocht haben. Dann entführen das italienische Essen und der Rotwein uns in die Leichtigkeit des Seins und in die Freude am Leben, der ich in Italien oft begegnet bin. Ich kann mich auch an Abende in der Toskana erinnern, an denen wir zum dortigen Hartkäse und dem kernigen Brot ein Glas Rotwein genossen haben. Wir aßen und tranken ganz langsam. Aber in aller Ruhe den warmen Abend bei einem Glas Rotwein und einem Stück Käse zu genießen, das vertreibt alle sorgenvollen Gedanken. In einem solchen Augenblick ist das Leben einfach nur schön.

Schon der Psalmist sieht den Wein als Tröstung des Menschen an. Er spricht vom „Wein, der das Herz des Menschen erfreut" (Ps 104,15). Und Jesus Sirach, der Weisheitslehrer, der griechische und jüdische Weisheit miteinander verbindet, sagt vom Wein: „Wie ein Lebenswasser ist der Wein für den Menschen, wenn er ihn mäßig trinkt. Was ist das für ein Leben, wenn man keinen Wein hat, der doch von Anfang an zur Freude geschaffen wurde?" (Sir 31,27). Die Bibel weiß um die Tröstung durch den Wein. Sie kennt natürlich auch die Gefahren des Weins, wenn man zu viel trinkt und kein Maß mehr hat.

Den Wein darf man nicht einfach in sich hineintrinken oder gar in sich hineinschütten. Das widerspricht dem Wesen des Weins. Wein muss man langsam trinken. Im Wein trinkt man die Zeit mit: die Zeit, die die Sonne investiert hat, die Zeit der Reife, aber auch die Zeit der menschlichen Arbeit, die Zeit der Ernte, der Lagerung, der Kultivierung. Im Wein spürt man die Mineralien des Bodens, den Erdgeruch einer Landschaft. Da hat man teil an der Natur. Wer den Wein nur in sich hineinkippt, wer sich nicht die Zeit nimmt, zu riechen, zu schmecken und zu kosten, der wird nichts davon wahrnehmen. Daher braucht es eine Kultur des Weintrinkens. Sonst wird der Wein nicht zur Tröstung. Wer süchtig Wein trinkt, den verdirbt er. Wer die Kultur des Weintrinkens pflegt, der genießt nicht nur den Wein, für den wird auch die Zeit kostbar. Er kostet die Zeit. Die Zeit wird eine köstliche Zeit. Aber wer das Leben nicht genießt, dem schadet auch der Weingenuss. Denn er nimmt den Wein als Ersatz für den mangelnden Lebensgenuss. Der Wein erhöht und vertieft den Lebensgenuss. Nur so wird er zum Trost. Er kann eine Einübung in den Genuss des Lebens sein. Aber er darf nie zum Ersatz werden für ungelebtes Leben und für die Unfähigkeit zu genießen. Er ist Tröstung für den, der sich dem Leben stellt und der sich mitten in den Mühen des Lebens die Zeit gönnt, ihn mit Freunden zu genießen.

ZAUBERER UND LEISER TRÖSTER: DER SCHLAF

„Der Schlaf ist eine der köstlichsten Gaben der Natur, ein Freund und Hort, ein Zauberer und leiser Tröster …“ Hermann Hesse hat das gesagt. Und er steht damit in einer großen Tradition. Auch Thomas von Aquin sieht den Schlaf als wirksame Tröstung gegenüber Traurigkeit und Schmerzen. Und er bezieht sich dabei wiederum auf den hl. Augustinus, der sagt: „Ich schlief ein und bin wieder aufgewacht, und ich fand meinen Schmerz gar sehr gemildert.“ Oder auf einen Hymnus des Ambrosius, in dem wir vor dem Schlafengehen bitten: „Dass müden Gliedern stille Ruh' / zum Tagwerk neue Kräfte gibt, / sich hebt gequälter Seelen Last / und bange Trauer leis sich löst“ („Deus creator omnium“, Strophe 2). Für Thomas führt der Schlaf zum Wohlbefinden des Leibes, weil er den Leib in „den rechten Zustand der lebendigen Bewegung zurückversetzt“. Der Schlaf entspricht also der Natur des Leibes, der – wie die ganze Natur – in einem bestimmten Rhythmus lebt. Die Natur lebt vom Wachsen und Ruhen. Und auch der Mensch lebt nur gesund, wenn er den Rhythmus von Ruhe und Aktivität lebt, von Schlafen und Wachen oder, wie Benedikt das ausdrückt: von ora et labora, von Beten und Arbeiten, von Lassen und Tun. Wer im Rhythmus lebt, den ihm sein Körper vorgibt – heute spricht man vom Biorhythmus –, der lebt gesund. Der Leib wirkt sich positiv auf die Seele aus, die der Sitz der Trauer ist.

Der Schlaf ist auch Ausdruck des Vertrauens, dass Gott für uns sorgt. Wenn er nicht für uns sorgt, ist all unser Mühen umsonst. Wir können zwar für unser Alter vorsorgen. Aber mit all unserer Sorge können wir nicht verhindern, dass es etwa eine Geldentwertung gibt, dass das Haus durch Unwetter zerstört wird oder dass irgendetwas schiefläuft. Wir können weder das eigene Leben absichern, noch können wir das Zusammenleben so kontrollieren, dass es gelingt. Da gibt uns das Lob des Schlafes, das der Psalmist anstimmt, eine andere Perspektive, damit wir uns im Schlaf in Gottes Hände fallen lassen.

In der Begleitung höre ich oft Menschen, denen es schlecht geht, sagen: „Aber schlafen kann ich gut. Dafür bin ich dankbar. Im Schlaf kann ich alles vergessen." Ein guter Schlaf ist Trost mitten in den Problemen, die uns belasten. Der Schlaf deckt viele Probleme zu. Wenn wir wieder aufwachen, geht es uns besser. So weiß es schon der Psalmist: „Wenn man am Abend auch weint, am Morgen herrscht wieder Jubel" (Ps 30,6). Die Trauer, die uns am Abend erfüllt, löst sich im Schlaf auf. Wie das geschieht, wissen wir nicht. Manchmal sind es Träume, die Gott uns schickt. Sie zeigen uns mitten in unserer Traurigkeit hoffnungsvolle Bilder von Licht und Wärme. Oft können wir uns nicht mehr an die Träume erinnern. Und doch verdauen die Träume die Probleme, mit denen wir ins Bett gehen. Vor allem dann, wenn wir uns im Schlaf in Gottes gute Hände fallen lassen und – wie es die kirchliche Tradition tut – Gott um gute Träume bitten, können wir darauf vertrauen, dass der Schlaf eine heilsame Wirkung auf unser trauriges Gemüt hat.

Es gibt eine Müdigkeit, die uns nur schläfrig macht, aber nicht einschlafen lässt. Die gute Müdigkeit lädt uns ein, uns im Schlaf in Gottes gute Hände fallen zu lassen. Diese Müdigkeit können wir genießen. Sie ist erholsam. Wir spüren die Schwere, wenn wir uns müde auf das Bett legen. Und in dieser guten Müdigkeit können wir uns selbst loslassen und uns in Gottes gute Hände fallen lassen. Das ist ja das schönste Abendgebet, das Jesus gemeinsam mit den frommen Juden am Kreuz gebetet hat: „Vater, in deine Hände lege ich meinen Geist" (Lk 23,46 – Ps 31,6).

Mozart hat in einem berühmten Brief vom 4. April 1787 als 31-Jähriger an seinen Vater geschrieben: „Ich lege mich nie zu Bette, ohne zu bedenken, dass ich vielleicht (so jung als ich bin) den anderen Tag nicht mehr sein werde – und es wird doch kein Mensch von allen, die mich kennen, sagen können, dass ich im Umgang mürrisch oder traurig wäre." Es ist eine gute Einübung in das Sterben, wenn wir uns jeden Abend in Gottes gute Hände bergen. Sie werden uns in der Nacht behüten. Und sie werden uns auch im Tod auffangen. So nimmt der Schlaf dem Tod alles Harte und Grausame und wird zu einer Tröstung unseres Lebens, über den Tag hinaus.

6.
Von der Kraft der inneren Quelle

IN BERÜHRUNG MIT DEN INNEREN QUELLEN

Auch Helfer brauchen bisweilen Hilfe. Manche Sozialarbeiter und Seelsorgerinnen erleben Erschöpfung, wenn sie immer nur für andere da sein und sie trösten sollen. Die Frage ist, wie sie sich vor dieser Erschöpfung, vor dem Ausgebranntsein schützen können. Eine Hilfe kann sein, dass sie mit ihren inneren Quellen in Berührung kommen. Dazu braucht es die Stille, für die sie sich Zeit nehmen. In der Stille können sie durch den Lärm der Gedanken, durch die Erwartungen der anderen, durch ihre eigenen Selbstvorwürfe hindurch in den inneren Raum der Stille auf dem Grund ihrer Seele gelangen. Dort ist die Quelle des Heiligen Geistes, die unerschöpflich ist. Doch wir können aus dieser Quelle nur schöpfen, wenn wir durchlässig werden für den Geist Jesu. Wenn wir diese Quelle nur benutzen, um unser Ego aufzublähen, oder uns für unbegrenzt belastbar halten, dann wird diese Quelle in uns nicht fließen. Wenn wir aber unser Ego zurückdrängen und durchlässig sind für den Geist Jesu, dann spüren wir, dass es nicht unsere Fähigkeit ist, zu trösten. Dann müssen wir uns nicht unter Druck setzen, alle trösten zu müssen. Wir bleiben vielmehr beim Trauernden stehen und vertrauen, dass uns aus dieser inneren Quelle Kraft zuströmt und dass uns auch die richtigen Worte kommen. Dann sind nicht wir es, die andere trösten, sondern der Heilige Geist, der durch uns wirkt. Aber es braucht dabei unsere Demut. Wir können über den

Heiligen Geist nicht verfügen. Wir können ihn nur zulassen und ihn als Geschenk erfahren, das wir dann weitergeben. Wenn wir uns überanstrengt fühlen, dann sollen wir in aller Demut unsere Grenzen akzeptieren, aber uns zugleich fragen, ob doch unser Ego wieder zu sehr im Spiel war, wenn wir andere trösten wollten.

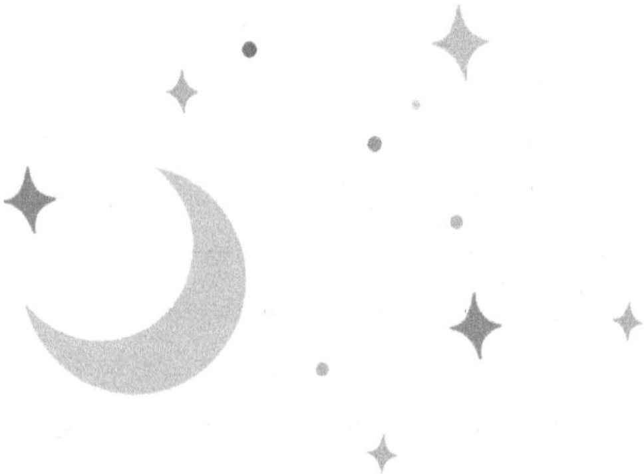

ICH DARF MICH SELBST UMARMEN

Gerade Menschen, die oft andere trösten, beklagen sich: „Alle kommen zu mir und wollen getröstet werden. Aber wer tröstet mich?“ Der eine Weg wäre, die Demut aufzubringen, als trostbedürftiger Mensch einen anderen zu bitten, mit ihm ein Gespräch zu führen. Vielen fällt das schwer. Aber es gibt noch einen anderen Weg, der uns hilft: uns selbst zu trösten.

Wenn wir uns ungetröstet fühlen, dann ist es oft das verletzte Kind, das sich in uns zu Wort meldet: das verlassene Kind, das übersehene Kind, das nicht genügende Kind, das unverstandene Kind. Aber wir sind nicht nur das verletzte Kind. Wir sind heute erwachsene Väter und Mütter. So ist es unsere Aufgabe, das verletzte Kind liebevoll in den Arm zu nehmen und es zu trösten. Dem verlassenen Kind sage ich: „Du hast dich als Kind so verlassen gefühlt. Und jetzt kommt das gleiche Gefühl in dir wieder hoch. Ich verlasse dich nicht. Ich bleibe bei dir.“ Und zum übersehenen Kind sage ich: „Ich sehe dich. Du bist mir wichtig. Du bist wertvoll. Du bist einmalig.“ Zum nicht genügenden Kind sage ich: „Als Kind hast du immer unter Druck gestanden, es den anderen recht zu machen und ihren Erwartungen zu genügen. Und immer hattest du das Gefühl, nicht gut genug zu sein. Für mich bist du gut. Es genügt so, wie du bist. Ich nehme dich an. Ich stelle keine Forderungen an dich.“

Wenn wir unser verletztes und ungetröstetes Kind in den

Arm nehmen und ihm liebevolle Worte zusprechen, dann fühlt es sich in diesem Augenblick getröstet. Und dann wird es sich in schmerzlichen Situationen nicht mehr so laut zu Wort melden, sondern allmählich in Frieden kommen. Es gibt ein Ritual, das das ausdrücken kann: Wenn ich am Abend die Gebärde der über der Brust gekreuzten Arme übe, dann stelle ich mir vor: Ich umarme in mir das Starke und das Schwache, das Gesunde und das Kranke, das Heile und das Zerbrochene, das Erfolgreiche und das Erfolglose, das Gelungene und das Misslungene, das Gelebte und das Ungelebte, das Helle und das Dunkle, das Lebendige und das Erstarrte, die Glut in mir und das Ausgebrannte, die Freude und die Trauer, das Vertrauen und die Angst, den Glauben und den Unglauben, das Bewusste und das Unbewusste. Wenn ich mich so selbst umarme, nehme ich mich an, wie ich bin. Ich spare damit viel Energie ein. Ich bin im Einklang mit mir selbst. Ich schütze mich vor meinen Autoaggressionen, mit denen ich oft gegen mich selber wüte, weil ich meinem eigenen Idealbild nicht entspreche. In dieser Selbstumarmung spüre ich mich. Ich bin ganz bei mir. Ich bin in mir geborgen.

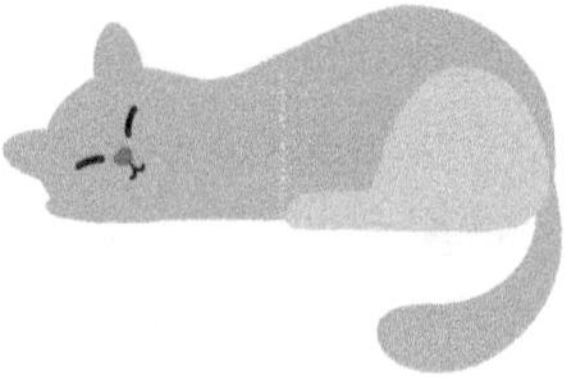

WEINEN HEILT: ÜBERLASS DICH DEN TRÄNEN

Alle tiefen Gefühle drücken sich in Tränen aus, sowohl Freude als auch Trauer. Wir weinen auch vor Freude. Die Tränen verstärken dann die Freude. Sie führen den Menschen in seine Wahrheit. Sie bringen ihn in Berührung mit sich selbst. Es gibt in Zeiten des Trauerns ein Weinen, das nicht mehr aufhört, das uns immer tiefer in die Traurigkeit hineintreibt. Doch es gibt auch ein Weinen, das die Trauer verwandelt. Wer nicht mehr weinen kann, der leidet auch darunter. Er erlebt sich als empfindungslos. Und gerade das macht viele Menschen unglücklich. Das Weinen kann unsere Traurigkeit lösen. Wenn die Traurigkeit keinen Ausdruck findet, wird sie immer stärker und besetzt uns. Die Tränen verbinden uns zudem mit anderen Menschen. Ich gebe mich in den Tränen mit meiner momentanen Stimmung, mit meinem Schmerz, mit meinem Empfinden zu erkennen. Und so gebe ich anderen die Möglichkeit, sich auf mich einzulassen, meine Tränen auszuhalten und so für mich zum Trost zu werden.

Das hat in unserer Zeit Dorothee Sölle neu ins Wort gebracht. Sie hat ein Gedicht über die Tränen geschrieben:

„Gib mir die gabe der tränen gott / gib mir die gabe der sprache

Führ mich aus dem lügenhaus / wasch meine erziehung

ab / befreie mich von meiner mutter tochter / nimm meinen schutzwall ein / schleif meine intelligente burg

Gib mir die gabe der tränen gott / gib mir die gabe der sprache."

Die Tränen, so Dorothee Sölle, befreien mich von den Rollen, die ich bisher gespielt habe. Sie lösen die Panzer auf, die ich um mein Herz gelegt habe, um niemanden an mich heranzulassen. Sie öffnen mich so für die Menschen und für Gott. Und die Tränen regen mich zu einer neuen Sprache an, zu einer ehrlichen Sprache, zu einer Sprache, die dem Schmerz nicht ausweicht, sondern ihn ausdrückt.

Was für Dorothee Sölle eine Entdeckung war, der spirituelle Zugang zu diesem Thema, hat eine lange Tradition. Die frühen Mönche unterscheiden die verschiedenen Arten der Tränen und beschreiben ihre Wirkung sehr differenziert: Die Tränen machen die Seele weich. Eine harte Seele weist auf das Laster der *akedia* (Trägheit) hin, in der der Mensch die Beziehung zu seiner Seele verloren hat. Für Evagrius ist es ein Zeichen der *akedia*, eine harte Seele zu haben, die keine Tränen vergießen will. Und er empfiehlt, zu Beginn jedes Gebetes um die Gabe der Tränen zu bitten, „damit du durch die Trauer das, was hart ist in deiner Seele, aufweichst".

Bei den unechten Tränen geht es nach Beobachtung dieser Mönchspsychologen vor allem um Selbstmitleid. Man kreist um sich, bedauert sich selbst. Anstatt sich loszulassen, hält man an sich selbst fest und genießt sein eigenes Weinen. Weil die eigenen Illusionen vom Leben nicht erfüllt werden, weint man wie ein trotziges Kind. Die echten Tränen dagegen, die nach dem Zeugnis der frühen Mönche zu Gott führen, haben eine andere Qualität. In ihnen lässt der Mensch die Vorstellungen los, die er sich von sich und von Gott gemacht hat, und erahnt auf diese Weise, wer er und wer Gott in Wirklichkeit ist.

Für Isaak von Ninive (5. Jh.) sind die Tränen ein Zeichen dafür, dass man der Wahrheit der Dinge nahegekommen ist: Das Weinen öffnet uns die Augen. Wir meinen, mit einem tränenerfüllten Auge könnten wir nicht richtig sehen. Doch Isaak geht davon aus, dass das Weinen das Trübe aus den Augen reinigt, sodass wir die Wirklichkeit klarer sehen können. Dostojewskij hat diese Erfahrung aufgegriffen, wenn er von der Begegnung mit Gott im Tod schreibt: „Wir werden weinen … und alles verstehen." Im Weinen blicken wir also durch. Da geht uns das Geheimnis aller Dinge auf. Und wir begegnen der eigenen Wahrheit.

Im Weinen stößt der Mensch auf sich selbst. Da begegnet er sich ohne Distanz zu sich selbst, er erlebt sich nicht mehr durch ein Medium, das er selbst noch in der Hand hat. Selbst die Gedanken entschwinden ihm, an denen er sich noch festhalten könnte. Weinen ist Begegnung ohne Vermittlung, da gibt der Mensch die Herrschaft über sich aus der Hand, er lässt sich los und überlässt sich dem Weinen, das ihn packt. Das Weinen wird für ihn zur einzig möglichen Antwort auf eine Erfahrung, auf die er selbst nicht mehr zu antworten weiß. Der Körper übernimmt für ihn die Antwort, indem er in Tränen ausbricht. Der Verstand, der Geist bleibt sprachlos. Ephrem der Syrer (+ 373) sieht die Tränen als die Bedingung dafür, dass der neue Mensch entstehen kann: „Durch die Tränen und durch Gottes Güte wird die Seele, die tot war, auferweckt."

All diese Gedanken der Mönchsväter machen uns verständlich, warum auch Thomas von Aquin das Weinen als Tröstung für Traurigkeit und Schmerzen sieht. Im Weinen – so meinen die Mönche – kommt der Mensch mit seinem eigentlichen Wesen in Berührung. Da steht er auf als der neue Mensch, der nicht mehr an seiner Traurigkeit oder seinen Schmerzen hängt, der sie gleichsam im Weinen abgeschüttelt und sich davon reingewaschen hat.

Die Mönche singen immer wieder Lobeshymnen über die Tränen, die zugleich Tränen der Trauer wie der Freude sind. Sie sprechen vom „charopoion penthos", von der freudebringenden Trauer. Die Tränen vertreiben Traurigkeit und Furcht und bewirken eine tiefe innere Freude. So sagt Johannes Climacus (um 600): „Die Tränen benehmen die Furcht, und wo keine Furcht mehr ist, da leuchtet das ungetrübte Licht der Freude, aus dieser unvergänglichen Freude aber entsteht die Blüte der heiligen Gottesliebe." Die Tränen schützen vor Zerstreuung und sammeln den Geist in reinem Gebet auf Gott hin. Sie zerbrechen den Stolz und vertreiben alle Gedanken, an denen sich der Mensch immer noch stolz festklammern möchte. Sie überlassen das Herz dem liebenden Gott und erfüllen es mit Freude. Für Evagrius sind die Tränen sogar Kriterium für die Verbundenheit mit Gott: nicht nur Zeichen, sondern auch leiblicher Ausdruck der erfahrenen Nähe des liebenden Gottes. Wenn Gott mich berührt, verliert die Traurigkeit an Macht. Denn die Traurigkeit hängt ja davon ab, dass ich an irdischen Dingen hänge und nicht davon loslassen kann. Das Weinen bringt mich in Berührung mit Gott und mit mir selbst. Und je mehr ich bei mir selbst bin, desto weniger Macht hat die Traurigkeit über mich.

Der Philosoph Helmut Plessner, einer der wenigen, die sich in neuerer Zeit mit dem Phänomen des Weinens befasst haben, erklärt das Weinen in ähnlicher Weise „als Ergriffenheit im Ganzen, der sich der Mensch ohne Vorbehalt ausliefert, sodass er nicht mehr in Distanz zu antworten vermag“. Entscheidend für das Weinen ist der Mangel an Distanz zu dem, was einen ergreift und übermannt. Ergriffensein „ist Begegnung mit der Sache selbst ohne Zwischenglieder. Unser auf Verhältnisse und Verhältnismäßiges angelegtes Verhalten gerät hier an ein absolutes Ende.“

Für die Mönche haben die Tränen noch eine andere Wirkung. Sie vereinen Leib und Seele miteinander. Die Trauer entspringt gerade dem Zwiespalt zwischen Leib und Seele.

Nach Maximus Confessor (+ 662) stellen die Tränen das Gleichgewicht zwischen den oberen und den unteren Sinnen, zwischen Intellekt und Gefühl wieder her, sie vereinen den Menschen mit sich selbst. Im Gespräch höre ich oft von Menschen, die nicht weinen können, dass sie Angst haben, im Weinen sich völlig zu verlieren und keinen Grund mehr zu haben, auf dem sie stehen können. Daher versuchen sie, die Tränen zurückzuhalten. Sie haben das Bild, dass sie im Tränenstrom untergehen könnten. Diese Angst ist sicher berechtigt. Sie brauchen einen Menschen, der sie hält, damit sie sich dem Abgrund ihres Schmerzes überlassen können. Andere kennen die unechten Tränen. Sie möchten sie gerne in echte verwandeln. Aber sie wissen nicht, wie das gehen soll. Ich rate dann so einem Menschen: „Nimm deine Tränen wahr. Spüre dich in sie hinein. Bedauerst du dich in den Tränen selbst, weil dir etwas widerfährt, das deinen Vorstellungen vom Leben widerspricht? Kreist du um dich und um dein kleines Ich? Oder ahnst du in den Tränen, dass du dich mit all deinen Bildern von dir selbst und von deinem Leben loslassen und dich in Gott hinein ergeben solltest? Versuche, deinen Tränen zu folgen und mit dem Tränenstrom den Panzer deines Ichs zerfließen zu lassen. Stell dir vor, wie die Tränen immer mehr dein Ego aufweichen, damit du zu deinem wahren Grund kommst, zum Selbst, in dem Gott selbst in dir wohnt."

Auch für die frühen Mönche ist das Weinen ein Weg zur

inneren Ruhe und zum Frieden mit sich selbst. Johannes Climacus sagt: Die Tränen verleihen eine „vollkommene, über alle geräuschvolle Störung erhabene, glückselige Ruhe". Im Weinen kommen all meine unruhigen und mich verwirrenden Gedanken zur Ruhe. Denn weinend bin ich nicht im Kopf, in dem ich nie Ruhe finden würde, sondern im Herzen, das in den Tränen seinen inneren Frieden findet, weil es sich äußern darf. So wird die Erfahrung verständlich, dass man nach dem Weinen oft eine intensive Stille spürt, eine lebendige, von Liebe erfüllte Stille. Ohne emotionale Beteiligung ist keine Änderung des menschlichen Verhaltens möglich. Das Weinen entlastet den Menschen von den angestauten Gefühlen, die nach außen drängen. Tränen lindern den Schmerz. Man weint sich frei von seinen Schmerzen. Das Weinen wird zur einzigen Möglichkeit, einen Schmerz, der einen zu überwältigen und zu überfordern scheint, auszuhalten und auf ihn zu antworten. Der Mensch weiß keine andere Antwort mehr, weder in Worten noch in Gebärden, als sich dem Weinen zu überlassen, sich weinend loszulassen und so den Schmerz zuzulassen und ihn zugleich aufzulösen, abzuleiten. Das Weinen erleichtert, lindert, heilt. Die Tränen werden auf einmal befreiende, erlösende, selige Tränen. Der Schmerz schlägt um in Freude. Der Mensch erfährt in seinem Innersten ein Heilsein, das auch durch den Schmerz nicht mehr bedroht werden kann, eine Freude, an die Enttäuschungen und Misserfolge nicht zu rühren vermögen.

Das Weinen drückt also nicht nur meine traurigen Gefühle aus, damit sie sich wandeln. Die Tränen selbst wandeln sich von Tränen der Trauer in Tränen der Freude. Oft ist dieser Übergang unmerklich. Indem wir uns dem Weinen überlassen, spüren wir, dass wir nicht mehr aus Trauer weinen, sondern aus einem tiefen Ergriffensein. Und dieses Ergriffensein bewirkt in uns trotz allem Leid auch eine tiefe innere Ruhe und Freude.

DIE ERINNERUNG KANN NIEMAND RAUBEN

Manche erinnern sich nur an negative Erlebnisse, an Verletzungen und Kränkungen, an Unglück und ungerechte Behandlung durch andere. Sie werden durch die Erinnerung bitter. Wichtig ist aber, dass wir aktiv damit umgehen, dass wir das Verletzende und Dunkle nicht ausklammern, aber immer schon als das Geheilte und Erhellte erinnern.

Henri J. M. Nouwen zitiert einmal den Philosophen Max Scheler, der der Erinnerung eine heilende und befreiende Kraft zuschreibt: „Sich erinnern ist der Anfang der Freiheit von der heimlichen Macht der erinnerten Sache oder des erinnerten Ereignisses.“ Erinnern ist demnach also nicht etwas Passives, sondern etwas Aktives. Wir wählen aus, woran wir uns erinnern. Und auch die Art und Weise, wie wir uns erinnern, liegt in unserer Hand. Wir sollen nicht in den alten Wunden bohren; damit würden sie nur noch größer werden. Vielmehr sollen wir uns erinnern an die heilende Kraft, die stärker war als die Verletzungen. Und wir sollen uns erinnern, dass Gott uns in all diesen dunklen Zeiten unseres Lebens nicht alleingelassen hat, auch wenn wir ihn nicht immer gespürt haben. Dann werden auch die verletzenden Erfahrungen zu einem kostbaren Schatz, den wir hüten. Sie erinnern uns, dass Gott uns berührt und geheilt und geführt hat.

Wenn ich mit meinen Geschwistern im Urlaub bin, sitzen wir abends oft noch bei einem Glas Wein zusammen. Und dann erzählen meine Geschwister von Situationen aus unserer Kindheit, von Aussprüchen unserer Eltern, von Reaktionen der Mutter auf unsere kindlichen Einfälle und vom Stolz des Vaters, wenn wir den Mut hatten, mit unseren Fahrrädern weite Touren nach Österreich und Italien zu machen. Er hatte nie Angst, dass uns etwas passieren könnte, sondern hat uns im Gegenteil immer ermutigt, das Leben zu wagen. Wir erinnern uns dankbar an dieses Vertrauen. Indem wir es erzählen, wird es lebendige Wirklichkeit. Wir fliehen nicht in die Vergangenheit, sondern wir erinnern uns, um uns jetzt unserer eigenen Identität und unserer Geschichte bewusst zu werden. Wir lachen dann viel, wenn jeder sich an etwas anderes erinnert oder jeder es auch auf andere Weise tut. Bei solchen Gelegenheiten ist eine heitere Leichtigkeit zu spüren. Und zugleich verbindet uns das Erzählen. Wir spüren unsere Zusammengehörigkeit. Denn wir haben die gleiche Geschichte, die uns prägt.

Wenn wir das Vergangene vergegenwärtigen, es gleichsam ins Leben zurückholen, wird das Leben tiefer, reicher, bunter – und es gewinnt auch an Festigkeit. Solches Erinnern ist keine Flucht vor der Gegenwart. Es gibt natürlich Menschen, die nur von der Vergangenheit sprechen. Sie erinnern sich an ihre Großtaten und Leistungen und schwärmen von besseren Zeiten, um damit die Gegenwart anzuklagen. Solche Erinnerung wirkt beschönigend. Sie hilft nicht weiter. Ich darf mich an das Schöne und Gute der Vergangenheit erinnern, ohne sie zu verklären. Aber ich erinnere mich, um heute anders leben zu können. Ich lasse mich nicht bestimmen von der Vergangenheit. Ich lebe in der Gegenwart als ein Mensch mit einer Geschichte, die ihn geformt hat. Die Geschichte kann mir niemand nehmen. Viktor E. Frankl, der schon erwähnte Begründer der Logotherapie, hat sich im KZ an die Liebe zu seiner Frau erinnert. Die konnte ihm niemand nehmen. Was er mit seiner Frau erlebt hat an Liebe, was er an schöner Musik gehört, an großartigen Theaterstücken gesehen hat, was er gelesen hat an Dichtern und Denkern, das war sein Schatz, den ihm niemand rauben konnte. So befreit uns die Erinnerung von der Macht des Momentanen, von den Erwartungen der Menschen, die uns in ihr Bild hineinpressen möchten. Die Erinnerung zeigt uns unsere wahre Würde. Sie zeigt uns, wer wir geworden sind und was jetzt unser wahres Wesen ist. Auch in den Schrecken einer harten Gegenwart kann sie eine Tröstung sein. Denn sie lässt uns diese Gegenwart gelassener sehen, stellt sie in einen größeren Horizont und relativiert sie dadurch.

Bei Kursen lasse ich die Teilnehmer sich oft daran erinnern, wo sie als Kind leidenschaftlich gerne gespielt haben oder wo sie fasziniert waren von bestimmten Gestalten in Märchen oder Erzählungen oder auch von Menschen in ihrer Umgebung. Wenn sie dann davon erzählen, dann verändert sich die Stimmung im Raum. Es kommt etwas Leichtes auf. Manchen ist es zunächst peinlich, so in die Kindheit zurückzugehen. Sie meinen, das Leben spiele sich jetzt ab und solches Zurückgehen in die eigene Vergangenheit sei Flucht. Aber wenn einige dann anfangen zu erzählen und wenn sie aus der Erinnerung heraus dann überlegen, wie die damalige Begeisterung ihr Leben und ihre Arbeit heute verwandeln und inspirieren könnte, dann wagen sie es auf einmal auch, ihre eigenen Erinnerungen zu erzählen. Sie kommen im Erinnern in Berührung mit dem Potenzial, das in ihnen steckt und oft genug verborgen war.

Das deutsche Wort „erinnern" meint, dass wir das, was wir getan oder erlebt haben, nach innen bringen, dass wir dessen innewerden, dass wir es von innen heraus wahrnehmen und verstehen. Das, was geschehen ist, soll eine innere Wirklichkeit werden, die uns niemand mehr rauben kann. Im Lateinischen heißt „erinnern" „recordare". Das meint eigentlich: ans Herz binden, zum Herzen zurückbringen. Das, was wir erlebt haben, sollen wir in unser Herz bringen, damit es im Herzen für immer aufgehoben ist, sodass es wie ein Schatz in unserem Herzen ruht. Ich kann „recordare" auch so übersetzen: Ich komme immer wieder zurück zu meinem Herzen. Wenn ich mich erinnere, gehe ich aus der äußeren Welt zurück zu meinem Herzen, zur inneren Welt meiner Seele. Dort bin ich ganz ich selbst. Dort hüte ich den Schatz und das Geheimnis meines Lebens. Und diesen Schatz kann mir niemand rauben.

DINGE, DIE ZU ZEICHEN WERDEN

In einem Rückblick auf das Jahr 2020 hat der Chefredakteur der ZEIT, Giovanni di Lorenzo, einmal über unser aller Bedürfnis nachgedacht, gerade in Zeiten der Veränderung und in Krisenzeiten etwas zu haben, was Halt und Hoffnung verspricht, gerade weil es vertraut ist. Er erinnert sich an seine Kindheit, als er, allein in der Wohnung der Großeltern oder der Eltern, oft Angst hatte. „An beiden Orten standen antike Möbel. Einmal nahm ich aus meinem Kinderarztkoffer das Stethoskop heraus, dockte mich an eine uralte Truhe an und stellte mir vor, sie würde mir aus ihrem Leben erzählen, aus allem, was sie über Jahrhunderte beobachtet und gehört hatte. Ich weiß nicht mehr genau, was sie mir damals verraten hat, aber die Angst war wie weggeblasen“ (DIE ZEIT vom 7. Dezember 2020, 1).

Wir alle dürfen solche Erfahrungen machen: Dinge können wir mit persönlichen Erinnerungen „aufladen“ und unsere Gefühle mit der Geschichte verbinden, die sie erzählen. Wenn die Eltern sterben, suchen wir uns gerne Gegenstände aus, die uns an sie erinnern, die gute Erinnerungen in uns auslösen. Manche tragen den Schmuck ihrer Mutter. Andere benützen die alte Teekanne, die sie von ihr geerbt haben, und verbinden sich so in der Erinnerung mit ihr. Ein Mann erzählte mir, dass er auf Reisen immer die Dose mit dem Rosenkranz seiner Mutter mitnimmt. Das gibt ihm das Gefühl, er sei nicht allein, er sei beschützt. Ich bin überzeugt, dass sehr viele Menschen solche Gegenstände mit sich tragen oder im Haus aufbewahren, die ihnen Trost spenden. Der Gegenstand erinnert uns an gute Erfahrungen mit den Eltern, an ihre Liebe, die sich gleichsam in diesem Gegenstand ausdrückt.

Auch der brasilianische Theologe Leonardo Boff erzählt dazu eine ganz persönliche Geschichte: Es war am 11. August 1965, als ihm der Briefträger den ersten Brief aus der Heimat bringt. Ungeduldig öffnet er ihn. Es ist ein langer Brief, in dem alle seine Geschwister von ihrem Glauben und ihrer Zuversicht nach dem plötzlichen Tod des Vaters schreiben. Der Vater war mit 54 Jahren an einem Herzinfarkt gestorben. Später findet Leonardo in diesem Brief „den vergilbten Stummel einer Strohzigarette". Es war die letzte Zigarette, die sein Vater, nur wenige Augenblicke vor seinem plötzlichen Tod, geraucht hatte. Für Leonardo Boff lässt dieser Zigarettenstummel die Gestalt des Vaters gegenwärtig werden und erinnert ihn an seine Botschaft für seine Kinder: „Wer nicht lebt, um zu dienen, ver-dient es nicht zu leben." Leonardo Boff nennt den Zigarettenstummel ein Sakrament, das ihm Gottes Liebe und das Geheimnis der Auferstehung vermittelt. Als ich das vor ein paar Jahren gelesen habe, war ich tief berührt.

PILGERN AN ORTE DER KRAFT

Man hat das Pilgern als bedeutende spirituelle Bewegung der neueren Zeit bezeichnet. Menschen pilgern, um ihren Kopf wieder freizubekommen. Wenn sie sich in einer Krise finden, verzichten sie darauf, nur über die Krise nachzudenken. Sie machen sich auf den Weg. Heute sind auch die großen Pilgerwege wieder modern geworden. Tausende gehen den Pilgerweg nach Santiago de Compostela. Aber auch in anderen Ländern entstehen neue Pilgerwege, so z. B. der Olafsweg in Norwegen. Die Menschen nehmen sich Zeit, ein paar Wochen lang die Pilgerroute zu gehen. Sie machen dabei wichtige spirituelle Erfahrungen. Sie lassen ihre Sorgen los. Sie erfahren auf dem Weg, worauf es eigentlich ankommt. Und nach dem Pilgerweg fühlen sie sich oft auch ermutigt, Entscheidungen über ihren künftigen Weg im Leben zu fällen.

Man muss nicht lange Pilgerwege gehen. In unserem Land gibt es viele Wallfahrtsorte, wie ein Netzwerk bilden sie eine spirituelle Topografie auf der Landkarte vieler Regionen. Menschen erfahren an solchen Wallfahrtsorten Trost. Sie nehmen auch hierzulande physische Strapazen auf sich, wenn sie zu den Wallfahrtsorten wandern. Aber auch wenn sie mit dem Auto dorthin fahren, tun sie es mit einer bestimmten Absicht. Dann setzen sie sich in die Kirche und fühlen sich geborgen. Sie gehen mit ihren alltäglichen Sorgen oder mit dem Leid, das sie getroffen hat, zu diesem besonderen Ort. Der Grund, warum es sie immer wieder dahin zieht, ist, dass sie dort eine besondere Erfahrung machen. Sie genießen natürlich auch die schöne Lage des Wallfahrtsortes. Und auch wenn sie dann in der Kirche keine Gebete sprechen, fühlen sie sich in der besonderen Atmosphäre dieses Ortes eingehüllt von Hoffnung und Trost. Oft sind es Marienkirchen, die am Wallfahrtsort stehen. Als Kinder hat uns die Mutter oft getröstet – eine Urerfahrung, die wir machen durften. So können wir dann eine solche Kirche als mütterlichen Raum erfahren. In der Lauretanischen Litanei wird Maria als „Du Trost der Betrübten“ angesprochen und gepriesen. Und in dem beliebten Lied „Meerstern ich dich grüße“ wird sie „Trösterin in Leiden“ genannt.

Manche erzählen, dass dieser oder jener Wallfahrtsort für sie zur Heimat geworden ist. Hier fühlen sie sich daheim, ohne dass sie etwas leisten, ohne dass sie beten müssten. Sie haben das Bedürfnis, von Zeit zu Zeit dorthin zu wandern oder zu fahren und dort einfach auszuruhen, innerlich zur Ruhe zu kommen. Nach dieser Erfahrung gehen sie getröstet und innerlich gestärkt wieder in ihren Alltag zurück.

DAS LEBEN MIT HUMOR NEHMEN – TROTZ ALLEM

Gerade in schwierigen Situationen kann der Humor über das aktuell Bedrängende hinweghelfen. Otto Julius Bierbaum hat das geflügelte Wort gefunden: „Humor ist, wenn man trotzdem lacht." Humor ist, so gesehen, eine innere Haltung der Stärke und drückt einen Trotz gegenüber der vorhandenen Enge, gegenüber der scheinbaren Aussichtslosigkeit einer äußeren Lage aus. Ich lasse mich nicht unterkriegen und lasse mich auch von den Problemen, die mich bedrängen, nicht bestimmen. Ich setze eine andere Sicht dagegen. Das entlastet und schafft eine neue Freiheit. Der amerikanische Soziologe Peter L. Berger nennt den Humor ein „Zeichen der Transzendenz". Im Humor transzendiere ich meine Not, meine Sorge, meine Ängste, meinen Schmerz. Ich lasse mich nicht bestimmen von dem, was ich gerade erlebe. Ich nehme einen höheren, überlegenen Standpunkt ein. Und von diesem Standpunkt aus kann ich das Vorhandene und gerade Erlebte mit anderen Augen sehen. Der Humor entmachtet die Macht des Widrigen in meinem Leben durch einen neuen Blick und übersteigt es so. Besonders der jüdische Humor ist berühmt. Er wurde in langen Jahrhunderten der Verfolgung und des Leidens ausgebildet und hat wunderbare und immer neu überraschende Geschichten hervorgebracht. Diese Geschichten haben dabei immer auch eine spirituelle Grundlage. Denn wer humorvoll auf sein oft schweres Leben reagieren kann, fühlt sich letztlich getragen von dem Vertrauen, dass der Unsinn und das Unglück nicht das letzte Wort haben. Daher kann er mit Humor auf das reagieren, was seinen Vorstellungen vom Leben widerspricht.

Dass Lachen tröstlich sein kann, zeigt sich immer wieder, auch ganz konkret und auch heute. Ein Beispiel: Seit einigen Jahren gibt es den Beruf des Klinik-Clowns. Diese Clowns besuchen vor allem kranke Kinder, aber auch alte Menschen. Sie bringen die kranken Kinder und die alten Menschen zum Lachen oder zaubern zumindest ein Lächeln auf ihre Gesichter. Das lässt sie für einen Moment ihre Krankheit vergessen, lässt sie neue Hoffnung und neuen Lebensmut schöpfen. Man weiß, dass das Lachen gesund ist, dass es viele Gesichtsmuskeln aktiviert und das Immunsystem stärkt. Aber das Lachen ist nicht nur für kranke Menschen gut. Wenn Menschen einander von dem Missgeschick erzählen, das sie gerade erlebt haben, und dabei lachen können, dann ist das, was passiert ist, auf einmal nicht mehr so schlimm. Manchmal erlebe ich auch trauernde Menschen, die von ihrem verstorbenen Mann oder ihrer verstorbenen Frau erzählen. Sie weinen über den Verlust. Doch indem sie von dem Verstorbenen erzählen, fangen sie auf einmal an zu lachen. Sie müssen an Erlebnisse mit ihm denken, die sie zum Lachen bringen. Dann löst sich die Schwere der Trauer für einen Augenblick auf, und es kommt etwas Lebendiges, Leichtes, Fröhliches in ihnen hoch und relativiert den Schmerz. Wenn ich über etwas lachen kann, fühle ich mich in diesem Augenblick überlegen. Ich versinke nicht in der Trauer, sondern ahne, dass ich sie übersteigen kann. Wenigstens für den Augenblick, in dem ich lachen muss, spüre ich eine innere Freiheit. Das gilt nicht nur für die Trauer. Wenn in einem Paargespräch die Partner, die sich im Alltag oft ineinander „verhakt" haben, auf einmal lachen können über ihr eigenes Verhalten, weckt das in mir die Hoffnung, dass das Fundament ihrer Ehe stärker ist als alle Schwierigkeiten, die sie miteinander haben. Eine tröstliche und befreiende Perspektive.

Für die Römer kommt der Humor übrigens von „humus", von der Erde. Humor hat als Voraussetzung die „humilitas", die Demut. Es meint also auch den Mut, hinabzusteigen in seine eigene Menschlichkeit. Wir sind als Menschen von der Erde genommen. Wir sollen uns annehmen mit allem, was in uns ist, auch mit all dem Erdhaften, Dunklen und wenig Ansehnlichen. Dieses Annehmen führt dann zur Gelassenheit, zum Lachen über sich selbst. Wenn ich mit beiden Beinen auf dem Boden stehe, dann nehme ich alles etwas gelassener. Ich kann lachen über mich selbst und meine Menschlichkeiten. Humor heißt nicht, dass ich alle mit Fröhlichkeit anstecken muss. Es meint, dass ich mich liebevoll annehme und über meine menschlichen Schwächen herzhaft lachen kann, weil sie mich zum Menschen unter Menschen machen, mit Bodenhaftung. Das gibt nicht nur mir Halt. Es macht mich auch für andere Menschen sympathischer – und zu einer Quelle der Inspiration.

7.
Vom Trost der Kontemplation

STILLE: DER TROST DES REINEN SEINS

Für manche ist Stille bedrohlich. Sie haben Angst, still zu werden, weil dann ihre Schuldgefühle aufsteigen oder die Ahnung, dass ihr Leben nicht stimmt, dass sie an sich selbst vorbeileben. Für mich ist die Stille heilsam. Ich bin dankbar, dass ich in meiner Klosterzelle in die Stille eintauchen kann. Da stört mich nichts. Ich genieße die Stille. In der Stille habe ich kein Bedürfnis nach Kommunikation. Da bin ich ganz bei mir. Wenn ich dann nach dem Frühchor in meiner Gebetsecke vor der Christus-Ikone meditiere, fühle ich die Stille als einen Raum der Liebe, in dem ich mich geborgen weiß. Da muss ich nichts leisten. Da darf ich einfach sein, wie ich bin. Ich muss niemandem antworten, mich auf keinen einlassen. Ich *bin* einfach, ohne Erwartung, ohne Druck, ohne Anforderung von außen. Die Stille ist für mich reines Sein.

Stille ist etwas Vorgegebenes. Ich tauche ein in sie. Sie ist schon da, bevor ich war. Meine Klosterzelle *ist* still. Der Wald *ist* still. Die Natur *ist* still. Eine Kirche *atmet* oft Stille. Vor allem die romanischen Kirchen *sind* gebaute Stille. Aber manchmal gelingt es auch heutigen Architekten, Stille in ihren Bauten zum Ausdruck zu bringen. Ich genieße es, durch Wälder zu wandern, in denen ich keinen Autolärm, keine Geräusche von Sägen oder von anderen Maschinen höre, sondern nur natürliche Geräusche: das Rauschen des Windes, das Singen der Vögel, das Rascheln eines Wildes und das

Zirpen der Grillen auf einer nahen Wiese. Ich habe dann den Eindruck, unberührter Natur zu begegnen. Die Stille ist nicht beschmutzt vom Lärm der Welt, sie ist klar und lauter. Die Stille reinigt auch mich. Sie klärt all das Trübe, das sich in mein Denken und Fühlen eingeschlichen hat. Und die Stille ist für mich wie Urlaub. Da brauche ich nichts zu leisten. Ich muss auch keine meditative Übung des Schweigens machen. Ich tauche ein in die Stille, überlasse mich ihr wie einem beruhigenden Mutterschoß. Wenn ich mich der Stille überlassen kann, werde ich selbst still, komme in Berührung mit meinem wahren Wesen, das ich niemandem erklären muss, das einfach nur sein darf. So ist Stille für mich eine echte Tröstung. Sie ist wie ein schützender Raum, in dem ich mich vor dem Lärm der Welt zurückziehe, in dem ich mich geborgen fühle. Aus dieser Erfahrung heraus kann ich innerlich gereinigt wieder in die Welt treten.

Für mich ist es eine Hilfe, mich in die Stille zu setzen, etwa in eine stille Kirche oder auf einen Baumstamm in einem ruhigen Wald. Dann erahne ich, dass die Stille, die mich umgibt, auch in mir ist. Dann werde ich eins mit der Stille um mich herum. Und wenn ich eins bin mit der äußeren Stille, spüre ich auch in mir diesen stillen Raum, diesen „Ort Gottes", diese „Schau des Friedens". Ein anderer Weg ist der Weg des Atems. Ich stelle mir vor, dass ich im Ausatmen durch alle Schichten meiner Seele in den Grund gelange. Der Ausatem geht durch den Ärger, durch die Unruhe, durch den inneren

Lärm, durch die Selbstvorwürfe hindurch in den Grund der Seele. Und dort unterhalb aller Emotionen und Gedanken ist dieser Raum der Stille. Ich werde diese Stille immer nur für einen Augenblick ganz intensiv spüren. Dann werden die Gedanken wieder auftauchen. Aber dieser eine Augenblick der Stille verwandelt meine Selbstwahrnehmung. Ich spüre bei allem Lärm dieser Welt und bei aller Verantwortung, die ich für andere habe, immer wieder diesen Freiraum der Stille, zu dem die Menschen keinen Zutritt haben. Das ist für mich wohltuend, eine Tröstung, die ich nicht vermissen möchte.

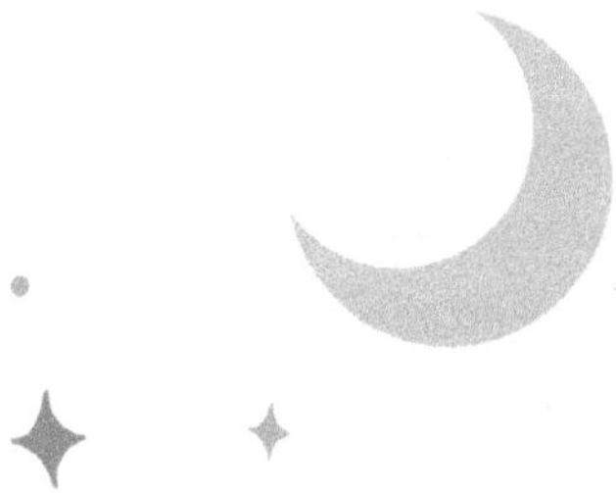

TROST DER PHILOSOPHIE

Im Jahre 525 wurde der christliche Philosoph Boethius hingerichtet. Er war als Minister des Ostgotenkönigs Theoderich in einer hohen Position. Wegen politischer Unruhen wurde er des Hochverrats beschuldigt und ins Gefängnis gesteckt. Unter dem Eindruck dieses gewaltsamen Abbruchs seiner hohen Rangstellung und äußeren Bedeutung schrieb er im Gefängnis ein Buch, das im Mittelalter gerne gelesen wurde: „Consolatio philosophiae“ („Trost der Philosophie“). Darin schildert er, wie er voller Schmerz im Gefängnis sitzt und seinem bisher so glücklichen Leben nachtrauert. Da tritt eine schöne, große Frau zu ihm. Es ist die personifizierte Philosophie. Sie weist ihn darauf hin, dass er mit seinem Jammern und Klagen ganz vergessen hat, was ihn bisher getragen hat. Sie erzählt von Sokrates, der mit seinem Beispiel „den Sieg eines schuldlosen Todes“ errungen hat. Den jetzigen Zustand des Boethius nennt sie eine Krankheit. Sie sieht zwei Ursachen seiner Krankheit: „Weil das Dunkel der Selbstvergessenheit dich umfängt, deshalb beklagst du dich als einen Verbannten und seiner Güter Beraubten.“ Die zweite Ursache liegt in der falschen Sicht der Welt und der Weltregierung durch Gott. Die Weltregierung ist nicht dem blinden Zufall unterworfen, sondern der göttlichen Vernunft. Wenn er sich selber besser kennenlernt und das Geheimnis Gottes und der Welt, dann folgt daraus: „Aus diesem kleinen Funken wird bald neue

Lebenswärme dich durchströmen." Allmählich erinnert sich Boethius wieder all der Lehren, die er vor seiner Gefangennahme selber vertreten hat. Und so ruft er der Frau Philosophie zu: „O du schöner Trost aller bedrängten Seelen, wie sehr hat mich schon die überzeugende Kraft deiner Lehren und der süße Wohllaut deines Gesanges erquickt. Schon halte ich mich nicht mehr für so wehrlos gegenüber den Schlägen des Schicksals, ich fürchte mich nicht mehr vor den kräftigeren Heilmitteln, die du vorhin in Aussicht gestellt hast, sondern ich sehne mich nach ihnen mit heißem Verlangen."

Die Argumente der Philosophie trösten ihn in seiner aussichtslosen Situation. Die Gedanken der Philosophie helfen ihm, seine Situation von einer anderen Sicht her zu betrachten. Und die Philosophie erhebt ihn zugleich über die Ungerechtigkeit, die ihm widerfahren ist. Sie zeigt ihm, dass der politisch Mächtige zwar über sein biologisches Leben bestimmen kann, aber nicht über seinen Geist. Sein Geist ist frei, er erhebt sich über die äußere Wirklichkeit. Den Gedanken über den Sinn des Lebens kann er nachgehen und sich dadurch von der Macht der Häscher befreien. Boethius zitiert die griechischen und römischen Philosophen, Platon, Sokrates, Seneca und andere stoische Philosophen. Manche Kritiker meinen, das Buch bleibe heidnisch, weil es nur von der Philosophie als Trösterin spricht. Doch Boethius hatte sich zum Ziel gesetzt, das antike philosophische Erbe mit dem christlichen Glauben zu verbinden. Dadurch hat er den christlichen Glauben auch den Gelehrten nahebringen können.

Heute interessieren sich viele Menschen wieder neu für die Philosophie. Sie empfinden es als tröstlich, den philosophischen Gedanken nachzugehen und sich durch die Kraft des eigenen Geistes von der Macht des Faktischen und von dem Eindruck zu befreien, wir seien nur äußeren Kräften unterworfen. Die Philosophie weitet unseren Horizont, vermittelt uns andere Perspektiven und vermag es auch, uns den Sinn unseres Lebens zu offenbaren. Und wenn wir den Sinn in unserem Leben erkennen, können wir – wie der Philosoph Friedrich Nietzsche sagt – fast jedes „Wie“ ertragen.

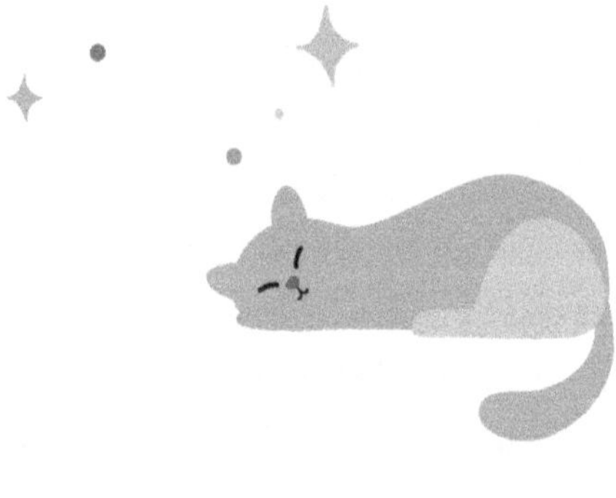

WAHRHEIT, DIE FREI MACHT

Die frühen Mönche nannten es Kontemplation: Schau der Wahrheit. Schau der Wahrheit heißt, dass ich in den Grund allen Seins hineinsehe. Und dort auf dem Grund allen Seins ist alles klar. Für den großen Mönchspsychologen Evagrius (345–399) ist die Kontemplation die eigentliche Heilung der Leidenschaften. Äußere Methoden genügen nicht, um die Seele innerlich zu reinigen. Erst die Kontemplation, die Einsicht in das Wesen der Dinge, die Schau der Wahrheit also, wird die Seele wirklich gesund machen – so Evagrius. „Gesund" aber heißt für Evagrius, dass weder Traurigkeit noch Schmerz mich bestimmen, sondern eine tiefe innere Ruhe. Kontemplation könnte man auch so beschreiben: Ich schaue auf den Grund. Ich sehe nicht etwas Bestimmtes. Aber dort auf dem Grund meiner Seele ist alles klar. Obwohl im Kopf meine Gedanken nicht klar sind, ist dort in der Tiefe alles klar. Ich denke nicht mehr unentwegt über alles nach. Ich bin eins mit dem Grund des Seins. Und ich bin einverstanden mit meinem innersten Wesen. Auch wenn ich vieles in mir nicht annehmen kann, dort im Grund meiner Seele bin ich eins mit mir selbst. Da sage ich Ja zu mir selbst, zu meinem Leben, zu allem, was ist.

Ein anderer Grund, warum die Schau der Wahrheit uns zum Trost wird in unserer Traurigkeit, liegt darin, dass die Wahrheit die Illusionen vertreibt. Der Grund unserer Traurigkeit liegt ja nach Evagrius darin, dass wir uns in unserem Geist ständig Vorstellungen von vergangenem Glück machen und dass unsere gegenwärtige Realität nicht mit diesen Vorstellungen übereinstimmt. Die Schau der Wahrheit löst die Illusionen auf, die wir uns vom Leben machen. Das ist heute nicht anders. Wenn ich Menschen frage, warum es ihnen schlecht geht, dann erkenne ich aus ihren Antworten immer wieder: Letztlich geht es ihnen oft schlecht und sie fühlen sich deshalb deprimiert, weil sich die Vorstellungen, die sie sich von sich selbst und vom Leben gemacht haben, nicht erfüllt haben. Sie hängen aber diesen Vorstellungen vom Leben nach. Sie sind gleichsam mit ihnen zusammengewachsen. Sie können sich nicht von ihnen trennen. Die Schau der Wahrheit öffnet uns die Augen, dass wir hinter die Vorstellungen und Illusionen schauen. Der griechische Begriff der Wahrheit – *aletheia* – geht ja davon aus, dass über aller Wirklichkeit ein Schleier liegt. Wer die Wahrheit erkennt, der zieht diesen Schleier weg und erkennt die Wirklichkeit so, wie sie ist. Und wenn er die Wirklichkeit erkennt und sich mit ihr einverstanden erklärt, dann fühlt er sich frei von Illusionen, dann geht es ihm gut. Martin Heidegger nennt die Wahrheit die „Unverborgenheit des Seins“ oder auch die „Lichtung des Seins“. Da leuchtet das Sein für uns auf und im Sein letztlich Gott, der reines Sein ist.

Die Liebe zur Wahrheit, die Liebe, etwas zu erkennen, die Liebe, hinter das Geheimnis allen Seins zu gelangen, hält die

Menschen lebendig. Sie ist wie eine Lust, die ihn beglückt. Manchmal spüre ich das, wenn ich die alten Kirchenväter lese. Dann tauche ich ein in eine andere Welt. Es ist die Welt des Geistes. Und ich spüre, dass mir diese Welt gut tut. Ich finde bei den Kirchenvätern keine Lösung meiner Alltagsprobleme, aber allein das Denken, auf das ich bei ihnen stoße, erfüllt meinen Geist mit Ruhe und Frieden. So ist es mir auch ergangen, als ich in der „Summe“ des Thomas von Aquin gelesen habe. Allein die dort spürbare Anstrengung des Denkens, das Streben dieses Autors, durch Denken die Probleme des Menschen zu lösen, hat mich in eine andere Welt geführt. Sie hat mich befreit von den bedrängenden Problemen des Tages. Manchmal erlebe ich so etwas auch in Gesprächen. Wenn ich mit Freunden über das Geheimnis des Menschen, über seine Spiritualität, über unseren Weg zu Gott spreche, dann spüre ich, wie die Sehnsucht nach der Wahrheit, nach dem Eigentlichen, nach dem wir uns sehnen, uns über manches Alltägliche und Banale hinwegträgt und dass wir gemeinsam einen Zipfel der Wahrheit berühren. Diese Erfahrung beglückt und führt in eine tiefe innere Ruhe.

Blaise Pascal hat gesagt, Zerstreuung „sei das einzige, was uns in unserem Elend tröstet“, doch er fügt hinzu: „Dabei ist sie die Spitze unseres Elends.“ Vordergründig kann Zerstreuung trösten. Und viele Menschen suchen heute den Trost zerstreuender Vergnügungen. Doch es ist nur ein Scheintrost. Denn diese Ablenkungen hindern uns, über uns selbst nachzudenken und uns mit unserer eigenen Wahrheit zu konfrontieren. Um die Wahrheit schauen zu können, brauche ich ein weites Herz, das offen ist für alles, was mir begegnet. Diese Schau der Wahrheit ist der eigentliche Trost.

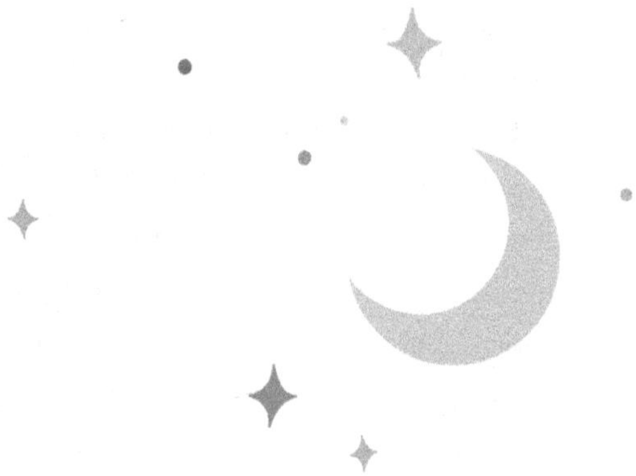

BETEN VEREINT UNSER HERZ MIT GOTT

Thomas von Aquin kommt immer wieder auch auf das Gebet als Heilmittel für die menschliche Seele zu sprechen. Und auch Evagrius Ponticus ist überzeugt: Das Gebet ist die größte Gabe, die Gott dem Menschen schenkt. Es gibt für diesen großen Mönchspychologen nichts Wertvolleres, als im Gebet mit Gott eins zu werden und ganz in seiner Gegenwart zu leben. Im Gebet spürt der Mensch seine Würde, und zugleich ist das Gebet für Evagrius der Weg, frei zu werden von Ärger und Traurigkeit, vom Zorn und von den Kränkungen, die uns sonst so lange beschäftigen. „Das Gebet vertreibt die Traurigkeit und die Mutlosigkeit" (Evagrius, Gebet 16). Umgekehrt ist das Gebet aber auch eine Herausforderung, nicht selbst für andere zum Grund von Traurigkeit zu werden: „Möchtest du beten, wie es richtig ist, dann sei für niemanden Grund zur Traurigkeit, sonst nämlich mühst du dich umsonst" (ebd. 20). Allerdings versteht Evagrius das Gebet weniger als Bitte an Gott im Sinne eines Versuchs, dass Gott uns von Ärger und Traurigkeit befreien möge und dass er uns diese Gefühle gleichsam wegzaubern solle. Vielmehr versteht er das Gebet als Weg der Klärung und Verwandlung dieser Gefühle. Dabei ist ihm die Voraussetzung für ein reines Gebet, dass der Beter sich vorher von seinen Leidenschaften reinigt. Er muss sich also seiner eigenen Wahrheit stellen. Doch auf der anderen Seite hilft das Gebet auch, sich von seinen Leidenschaften zu lösen. Denn sobald wir beten, tauchen Gedanken und Gefühle wie Ärger und Zorn und Traurigkeit auf. Dann ist es die Aufgabe des Beters, die Ursache des Ärgers anzuschauen und zu klären.

Evagrius kennt durchaus das Bittgebet. Aber er warnt uns davor, um die Erfüllung unserer Wünsche zu bitten. Denn das führt nur zur Enttäuschung. Um drei Dinge sollen wir beten: „Bete zunächst darum, von deinen Lastern befreit zu werden, dann darum, dass dir Erkenntnis geschenkt wird, und drittens darum, dass Gott dich aus Versuchung und Verlassenheit erlöse" (ebd. 37). Das Bittgebet ist nur eine Vorstufe. Dann folgt das reine Gebet, ohne Sorgen, ohne störende Leidenschaften, ohne fromme Gedanken. Doch es ist immer wieder gefährdet durch Bilder und Vorstellungen, die sich ins Gebet einschleichen. Das eigentliche Gebet soll alle Bilder loslassen: „Wenn du betest, dann stelle dir die Gottheit nicht als Bild vor. Halte deinen Geist überhaupt frei von jeglicher Form und nähere dich ohne jede Materie dem immateriellen Wesen, denn so nur wirst du es erkennen" (ebd. 66). So reinigt uns das Beten von allen Leidenschaften und Vorstellungen. Auf diese Weise ist für Evagrius das Gebet ein Heilmittel gegen alle Schmerzen und gegen die Traurigkeit, die ja immer auch von Vorstellungen verursacht wird, die nicht erfüllt worden sind.

Viele Christen machen, auch wenn sie keine Ahnung von mystischer Theologie haben, im Gebet Erfahrungen, die sie in ihrem Leiden trösten. Sie erfahren im Gebet Halt und Geborgenheit. Sie spüren, dass sie nicht alleingelassen sind. Sie halten ihre Nöte und traurigen Gefühle Gott hin, damit Gott sie verwandle. Gebet ist Begegnung mit Gott. In dieser Begegnung werde ich verwandelt. Allerdings wird nur das verwandelt, was ich Gott hinhalte. Daher bedeutet Beten, meine Wahrheit Gott hinzuhalten in dem Vertrauen, dass er alles in mir mit seiner Liebe und seinem Licht durchdringt. Dann gibt es nichts mehr in mir, das mich ängstigt und traurig oder zornig macht. Alle meine Leidenschaften sind von Gottes Geist durchdrungen. Sie können mich nicht mehr von Gott trennen.

Viele leidgeprüfte Menschen erzählen mir, wie ihnen das Gebet hilft: Sie setzen sich in die Kirche und beten vor dem Marienaltar den Rosenkranz. Da erfahren sie die mütterliche Zuwendung Gottes. Und sie spüren Maria als Fürsprecherin, von der sie sich verstanden wissen. Die einfachen Gläubigen können oft nicht erklären, warum sie das Gebet tröstet. Sie machen einfach die Erfahrung, dass es ihnen gut tut. Sie fühlen sich im Gebet getragen, geborgen, verstanden, geliebt. Und sie erfahren im Gebet, dass all das, was in ihnen auseinanderzubrechen droht, zusammengebunden wird, wenn sie sich im Gebet an Gott binden. Sie erfahren Bindung. Und diese Bindung verbindet das Widerstrebende in ihnen. Sie fühlen sich eins mit sich. Sie können sich selbst im Gebet vor Gott spüren. Das tut ihnen gut.

Viele Beter durften erfahren, dass das Gebet ihr Leben wirklich verändert hat. Sie haben gespürt, dass Gott ihr Gebet erhört hat. Doch viele andere leiden darunter, dass ihr Gebet ins Leere geht. Sie haben den Eindruck, dass all ihr Beten nicht hilft. Oft verstehen sie Gebet vor allem als Bitte. Und sie möchten Gott mit ihren Bitten zu etwas zwingen. Nur wenn das geschieht, worum sie bitten, hat für sie das Gebet einen Sinn. Evagrius hat die Erfahrung gemacht, dass die Erhörung seiner Bitten ihn oft enttäuscht hat. „Denn das, was ich so hartnäckig für mich erstrebte, entsprach nicht den Vorstellungen, die ich davon hatte“ (Evagrius, Gebet 32). Daher rät er: „Du solltest nicht so sehr das Ziel verfolgen, sofort Erhörung für deine Bitten zu finden, und dich auch nicht so hartnäckig dabei verhalten. Der Herr möchte dir vielleicht ein noch größeres Geschenk machen als das, worum du gebeten hast, und möchte damit deine Ausdauer belohnen. Gibt es denn etwas, das besser ist, als ein inniger Umgang mit Gott und höher, als ganz in seiner Gegenwart zu leben? Ein Gebet, das durch nichts mehr abgelenkt wird, ist das Höchste, das der Mensch zu Wege bringt“ (ebd. 34). Sich selbst in der liebenden und heilenden Gegenwart Gottes vergessen zu können, ist der größte Trost, den ich im Gebet erfahren kann.

Viele dürfen im Gebet diese Erfahrung machen, von der Evagrius schreibt. Für sie ist es nicht so entscheidend, dass Gott eingreift in ihr Leben, dass er die Krankheit heilt oder die in eine Krise geratene Ehe rettet. Sie fühlen sich schon dadurch getröstet, weil sie sich im Gebet an Gott wenden können. Ihnen ist das Gebet als Begegnung mit Gott bereits

Trost. Es gibt für sie keine Situation, in der sie sich allein fühlen. Sie setzen sich mit ihren Sorgen und Ängsten einfach in Gottes heilende Gegenwart. Das genügt für sie. Das tröstet sie. Bekannt ist die Erfahrung, die der hl. Pfarrer von Ars erzählt. Er war ja ein großer Beter. Wenn er in der Kirche saß, um für seine Gemeinde zu beten, beobachtete er oft einen Bauern, der stundenlang da saß. Er kniete nicht. Er sagte keine Gebete auf. Da fragte er ihn: „Was machst du denn da, wenn du in der Kirche sitzt?" Da antwortete er: „Ich schaue Gott an und Gott schaut mich an. Das genügt." Allein das Anschauen einer Christus-Ikone, von der so viel Liebe ausgeht, oder einer Marienstatue, die voller Zärtlichkeit ist, tut uns gut. Das ist Trost genug, ganz gleich, ob sich in meinem Leben äußere Umstände ändern oder nicht.

DER GOTT ALLEN TROSTES

Paulus beschreibt den Korinthern Gott als den „Gott allen Trostes". Gott selbst ist für ihn Trost: „Gepriesen sei der Gott und Vater Jesu Christi, unseres Herrn, der Vater des Erbarmens und der Gott allen Trostes. Er tröstet uns in all unserer Not, damit auch wir die Kraft haben, alle zu trösten, die in Not sind, durch den Trost, mit dem auch wir von Gott getröstet werden" (2 Kor 1,3f). Der Gott Jesu Christi ist vor allem ein Gott des Trostes. Er tröstet den Menschen, der in Not ist, der mit seinem Leben oft überfordert ist. Gotteserfahrung ist immer Trosterfahrung. Und umgekehrt kann man sagen: Wenn ich in der Begegnung mit einem Menschen Trost erfahre oder wenn mir mitten in meiner Trauer auf einmal Trost zuteil wird, erfahre ich in diesem Augenblick auch Gott. Aber – so sagt Paulus auch: Der Trost, den ich erfahre, verpflichtet mich, auch andere zu trösten.

Paulus spricht im 2. Korintherbrief immer wieder von den Nöten und Leiden, die er durchzustehen hat. Und er geht davon aus, dass auch den Korinthern Leiden nicht unbekannt sind, dass sie in einer feindlichen Umwelt zu leiden haben, wenn sie ihren Glauben bekennen. Paulus deutet die Leiden als Anteilnahme am Leiden Christi: „Wie uns nämlich die Leiden Christi überreich zuteil geworden sind, so wird uns durch Christus auch überreicher Trost zuteil" (2 Kor 1,5). Trost erfährt er, weil er zum einen weiß, dass sein Leiden

Anteil hat am Todesleiden Christi. Er spürt also eine tiefe Gemeinschaft mit Christus und fühlt sich nicht alleingelassen. Zum anderen wird ihm die Gewissheit zum Trost, dass er zugleich auch Anteil hat an der Auferstehung Christi. Das bedeutet nicht nur, dass er nach den vielen Leiden und nach seinem Tod mit Christus auferstehen wird. Vielmehr darf er schon jetzt, mitten im Leiden, erfahren, dass er am Leben Christi Anteil hat, das auch durch den Tod nicht zerstört werden wird. Das Leben Christi zeigt sich schon mitten im Leiden manchmal darin, dass ich aufstehe aus der Not, dass ich aufstehe aus den Anfeindungen von außen, aufstehe in eine innere Qualität des Lebens, das mir die Menschen nicht zu rauben vermögen.

Was heißt für uns konkret, dass Gott der Gott allen Trostes ist? Der Glaube an Gott lenkt unseren Blick ab vom Fixiertsein auf unser Leid. Er lässt eine andere Perspektive zu. Der Journalist Matthias Drobinski fragt in einem Text, im Nachdenken über eigene Trosterfahrung einmal danach, was uns innerlich aufrichten kann, und er kommt zu der Antwort: „Der Trost lenkt den Blick nach vorne, nach oben." Wir schauen, wenn wir Trost erfahren, nicht zurück in die Vergangenheit, in das vergangene Leid, sondern nach vorne. Unser Blick weitet sich wieder. Und wir schauen nach oben, und dieser Blick kann uns, etwa in der belastenden Situationen einer Schulderfahrung, auch zu Gott führen. Der Psychoanalytiker und Chefarzt einer psychosomatischen Klinik Bernd

Deininger erzählt in einem Interview von einem Kollegen, der sich umgebracht hat. Er hatte ein Gespräch mit ihm gehabt, aber dabei offensichtlich nicht erkannt, in welcher tiefen Not dieser Kollege war. So macht er sich Schuldgefühle. Auf die Frage, was ihm in dieser Situation geholfen habe, antwortet er: „Der Glaube. Er macht das Drama nicht ungeschehen, aber er hilft mir, einzugestehen, dass ich an meine Grenzen gestoßen bin – ohne in Schuldgefühle zu versinken." Er erkennt, dass Vernunftgründe ihm nicht helfen, von den Schuldgefühlen frei zu werden. Auf die Frage seiner Gesprächspartnerin, der Journalistin Evelyn Finger: „Warum nicht?" ist seine Antwort: „Weil es echten Trost nur außerweltlich gibt. Das ist zumindest meine Erfahrung."

Die Erfahrung von Bernd Deininger bestätigt die Erkenntnis des Philosophen Hans Blumenberg, der den Grund für die Trostlosigkeit und zugleich für das Trostbedürfnis des modernen Menschen in seiner metaphysischen Heimatlosigkeit sieht. Aber wie können wir Gott als den Gott allen Trostes erfahren? Ein Weg zu dieser Erfahrung könnte sein, dass wir die Erfahrungen betrachten, die Menschen mit Gott gemacht haben. Die Bibel erzählt uns viele solcher Erfahrungen. Sie sieht als zentrales Wirken Gottes, dass er die Menschen, die an sich selbst und ihrem Versagen leiden, tröstet. So spricht Gott zum Volk Israel, das im babylonischen Exil ist, fern seiner Heimat, ungeborgen, an Gottes Treue zweifelnd: „Tröstet, tröstet mein Volk, spricht euer Gott" (Jes 40,1). Gott spricht tröstende Worte. Wenn wir sie in uns eindringen lassen, dann bewirken sie auch in uns Trost. Wir können uns fragen: Wenn das die Wahrheit ist, wie fühle ich mich dann? Und wenn wir dann einfach einmal so tun, als ob sie stimmen, werden wir merken: Die Worte bringen uns in Berührung mit unserer Sehnsucht nach Trost.

Es sind vor allem zwei Bilder, mit denen das Alte Testament Gott als Tröster beschreibt: das Bild des Hirten und das der Mutter. Beim Propheten Jesaja heißt es: „Wie ein Hirt führt er seine Herde zur Weide, er sammelt sie mit starker Hand. Die Lämmer trägt er auf dem Arm, die Mutterschafe führt er behutsam“ (Jes 40,11). Dass Gott uns wie eine Mutter tröstet, sagt er uns in einem anderen Wort beim Propheten Jesaja: „Wie eine Mutter ihren Sohn tröstet, so tröste ich euch; in Jerusalem findet ihr Trost. Wenn ihr das seht, wird euer Herz sich freuen, und ihr werdet aufblühen wie frisches Gras“ (Jes 66,13f). Das ist ein schönes Bild: Gott tröstet uns wie eine liebende Mutter. Wenn wir dieses Bild in uns eindringen lassen, es auf uns wirken lassen, dann spüren wir schon etwas von Trost in uns.

Wir können Menschen, denen Gott fremd geworden ist, nicht auffordern, sie sollten Gott als Trost sehen. Aber wir können sie einladen, solche biblischen Trostworte zu lesen und sie mit der Offenheit zu betrachten: „Vielleicht stimmen sie.“ Und die Frage zulassen: Wenn sie stimmen, was lösen sie dann in mir aus? Mache ich dann eine ähnliche Erfahrung wie das Volk Israel, dem Gott die Worte zuspricht: „Weinend kommen sie, und tröstend geleite ich sie“ (Jer 31,9)? Die Bibel sieht die wichtigste Aufgabe der Propheten darin, den Menschen Trost zuzusprechen. Zunächst sollen sie den Menschen die Augen öffnen und sie auf die Folgen ihres Fehlverhaltens hinweisen. Aber sie sollen die Menschen nicht ihrem Elend und ihrer Verzweiflung überlassen. Ihre Aufgabe ist es, zu trösten. Das prophetische Zeichen christlicher Gemeinden wäre auch heute, dass Menschen einander den Tröstergeist Gottes im Miteinanderleben erfahrbar machen und sich gegenseitig stärken. Wir bräuchten heute in unserer Gesellschaft zudem solche Propheten, die uns keine heile Welt vorspiegeln, aber auch keine Untergangsfantasien predigen, sondern die uns in der realen Situation, in der wir heute angesichts der Erfahrung der Corona-Krise und des drohenden Klimawandels stehen, Trost und Hoffnung zusprechen. Solcher Trost wird dann zu einer Kraftquelle, aus der heraus wir uns für diese Welt einsetzen.

RITUALE, DIE HALT GEBEN

Früher las man in Todesanzeigen häufig die Formulierung: „Versehen mit den Tröstungen der Kirche“. Was meinte man damit? Offensichtlich, dass der Sterbende nicht alleingelassen wurde. Der Priester kam zu ihm und spendete ihm die Krankensalbung, mit der er ihn für seinen Weg über die Schwelle des Todes stärkte und ihm Vertrauen schenkte. Oder die Seelsorgerin betete mit den Angehörigen am Sterbebett. Der Sterbende fühlte sich vom Gebet seiner Mitmenschen und der Angehörigen getragen. So konnte er sich voll Vertrauen in Gottes Hände fallen lassen.

Die Erfahrung des Sterbens und das Trauern um den Sterbenden lösen in uns starke Emotionen aus. Und sie verunsichern uns, nehmen uns die Sicherheit, mit der wir sonst durch das Leben gehen. In so einer Situation kann uns der Ritus einen festen Halt geben. Der Ritus ordnet die chaotischen Gefühle. Er bringt Klarheit in die wirren Gedanken und Emotionen. Das kann der Ritus der Sterbebegleitung sein, aber auch der Ritus der Beerdigung. Gerade der vorgegebene Ritus bringt Ordnung in die ungeordneten Emotionen und Grübeleien. Und der Ritus gibt Anteil an den Wurzeln unseres Glaubens. Es ist der Ritus, mit dem schon seit Jahrhunderten unsere Vorfahren beerdigt wurden. So fühlen wir uns am Grab nicht allein, wir spüren die Gemeinschaft mit all denen, die vor uns gestorben sind und von denen wir glauben, dass sie jetzt bei Gott sind. Wenn dann die alten, vertrauten Worte aus dem Psalm 130 gesprochen werden, fühlen wir uns getröstet: „Würdest du, Herr, unsere Sünden beachten, Herr, wer könnte bestehen? Doch bei dir ist Vergebung, damit man in Ehrfurcht dir dient“ (Ps 130,3f).

Früher hielt man vor der Beerdigung auf dem Friedhof ein Requiem, eine Eucharistiefeier in der Kirche. Auch heute feiern wir anlässlich des Todes eines lieben Menschen miteinander Eucharistie. Wir feiern den Tod und die Auferstehung Jesu. Das ist die Feier der Hoffnung, dass es nichts in unserem Leben gibt, das nicht verwandelt werden wird: Die Dunkelheit wird vom Licht erhellt, die Erstarrung wird in Lebendigkeit verwandelt, das Scheitern in einen neuen Anfang und die Trauer in Trost. Die Feier von Tod und Auferstehung zeigt uns, dass beides zusammengehört in unserem Leben. Im Tod ist schon das Geheimnis der Auferstehung anwesend. Das hat Paulus immer wieder erfahren: „Immer tragen wir das Todesleiden Jesu an unserem Leib, damit auch das Leben Jesu an unserem Leib sichtbar wird“ (2 Kor 4,10). Mitten in unserem Leiden, in unseren Bedrängnissen ist schon die Ahnung der Auferstehung, die Ahnung der Überwindung aller Not gegenwärtig.

Die Eucharistiefeier zeigt uns das Miteinander von Tod und Auferstehung noch auf andere Weise. Wir gedenken in jeder Eucharistie unserer Verstorbenen und feiern die Gemeinschaft mit ihnen. Die Grenze zwischen Himmel und Erde, zwischen Lebenden und Verstorbenen wird aufgehoben. Wir feiern Eucharistie mit all denen, die jetzt im Himmel das ewige Mahl mit Christus feiern. So überwinden wir in der Eucharistie die Grenze zu den Verstorbenen. Wir können diese Glaubenswahrheit natürlich den Menschen nicht beweisen, vor allem dann nicht, wenn sie sich schwertun mit dem Glauben an die Auferstehung. Aber ich erlebe oft in Eucharistiefeiern – gerade auch mit Menschen, die der Kirche fernstehen –, dass sie von diesem Gedanken berührt sind. Auch wenn sie nicht daran glauben können, so wecken diese Bilder in ihnen doch die Sehnsucht danach, aus dieser Wirklichkeit heraus leben zu können. Und in der Sehnsucht nach Glaube ist schon Glaube. Wir können diese Sehnsucht nur stärken.

In der Eucharistie gibt es ein tröstendes Ritual. Es ist das Ritual des Trostbechers. Die Juden kannten den Trostbecher, den man sich reichte. Beim Propheten wird das Fehlen des Trostbechers beklagt: „Keinem wird man das Trauerbrot brechen, um ihn wegen eines Verstorbenen zu trösten; man wird ihm nicht den Trostbecher reichen wegen seines Vaters oder seiner Mutter“ (Jer 16,7). Bei der Gabenbereitung hält der Priester den Kelch Gott hin. Man kann sich vorstellen, dass wir alle in der Gebärde des Priesters unseren Trauerkelch Gott hinhalten, in der Hoffnung, dass Gott unseren Trauerkelch in einen Trostkelch verwandelt. In der Kommunion dürfen wir dann aus dem Trostkelch die Liebe Christi trinken, die stärker ist als der Tod. Darin besteht ja das Geheimnis der Auferstehung: dass die Liebe stärker ist als der Tod, dass die Liebe durch den Tod nicht aufgelöst wird, sondern ihn überdauert.

Die kirchlichen Rituale können auch in der Trauerzeit Trost spenden. Es ist Tradition, sechs Wochen nach dem Tod eines Menschen ein sogenanntes „Sechswochenamt" zu feiern. Es drückt die Hoffnung aus, dass die erste Phase der Trauer abgeschlossen ist. Dann gibt es die Jahresmesse. Ein Jahr nach dem Tod eines lieben Menschen feiern die Angehörigen nochmals die Eucharistie miteinander, um so die Gemeinschaft mit dem Verstorbenen zu spüren. In einem oberbayrischen Dorf habe ich erlebt, wie die Leute nach dem Gottesdienst noch am Grab ihrer Verwandten stehen bleiben. Der Friedhof ist unmittelbar an der Kirche. So werden die Verstorbenen nicht vergessen. Sie bleiben Teil der Familie. Und die Verstorbenen werden dann selbst zum Tröster für die Lebenden.

DER TRÖSTERGEIST

Das Johannesevangelium nennt den Heiligen Geist den „parakletos“. Martin Luther übersetzt dieses Wort mit „Tröster“. Das Wort kommt von „parakalein“, das „herbeirufen“, „beistehen“ und „trösten“ bedeuten kann. Heutige Exegeten übersetzen „parakletos“ lieber mit „Fürsprecher“ oder „Beistand“. Jesus selber ist der eigentliche Fürsprecher, der jetzt als Auferstandener zur Rechten Gottes sitzt und für uns eintritt, für uns Fürsprache bei Gott einlegt. Jesus verheißt uns im Johannesevangelium einen anderen Beistand und Fürsprecher: „Ich werde den Vater bitten, und er wird euch einen anderen Beistand geben, der für immer bei euch bleiben soll“ (Joh 14,16). Jesus ist unser Fürsprecher im Himmel. Der Heilige Geist ist unser Fürsprecher und Tröster hier auf der Erde. Er ist immer bei uns, ja er ist in uns. Er durchdringt unser Denken und Fühlen. Und er öffnet uns immer wieder die Augen, wenn wir uns mit Illusionen die Sicht verstellt haben. Die Wirklichkeit so zu sehen, wie sie ist, und Gott in allem gegenwärtig zu wissen, das ist ein starker Trost.

Die christliche Tradition hat den Heiligen Geist oft als Tröster beschrieben. So dichtet Rhabanus Maurus (+ 856) in seinem berühmten Hymnus „Veni creator Spiritus“: „Komm, Tröster, der die Herzen lenkt, du Beistand, den der Vater schenkt; aus dir strömt Leben, Licht und Glut, du gibst uns Schwachen Kraft und Mut.“ An Pfingsten singen wir die Sequenz, die Stephan Langton um das Jahr 1200 gedichtet hat: „Höchster Tröster in der Zeit, Gast, der Herz und Sinn erfreut, köstlich Labsal in der Not.“ Alfred Delp, der von den Nationalsozialisten gefangen genommen und am 2. Februar 1945 hingerichtet wurde, schreibt im Gefängnis über diesen Vers: „Man muss dem Wort den harmlosen und tantenhaften Sinn nehmen. Die Trostlosigkeit ist ein Zustand des Geistes und Gemütes, das sich ergibt aus der erfahrenen und erkannten Kümmerlichkeit und Dürftigkeit der Verhältnisse, der Zustände, der Wirklichkeit, besonders der eigenen“ (Delp 269). Der wahre Trost „besteht nun nicht im billigen Wegreden der trostlosen Lage“. Vielmehr besteht der Trost im Schaffen einer neuen Wirklichkeit. Die besteht für Delp darin, dass ich mitten in meiner Brüchigkeit eine innere Sicherheit und einen inneren Halt erfahre. Und das – so meint Delp – ist das Werk des Heiligen Geistes, der mich in Berührung bringt mit dem Grund meiner Seele, auf dem ich festen Stand finde. Der Heilige Geist ist immer auch der Schöpfer. Er schafft neue Zustände in mir. Und er bewegt mich dann auch dazu, für andere eine neue Situation zu schaffen, indem ich in ihre Trostlosigkeit hineingehe und so ihre Einsamkeit in eine „consolatio“, in ein Mitsein mit dem Einsamen, verwandle.

Johannes erzählt uns, dass Jesus nach seiner Auferstehung den Jüngern seinen Geist einhaucht. Der Heilige Geist ist also der Geist Jesu, erfüllt von der gleichen Gesinnung, von der gleichen Kraft und Liebe. Und der Geist ist ein Geist der

Vergebung: „Nachdem er das gesagt hatte, hauchte er sie an und sprach zu ihnen: Empfang den Heiligen Geist! Wem ihr die Sünden vergebt, dem sind sie vergeben“ (Joh 20,22f). Trauer ist oft von Selbstvorwürfen geprägt. Und wenn es uns schlecht geht, spielt meist die negative Selbstbewertung eine große Rolle. Wir beschimpfen uns selbst, dass wir in diese Lage geraten sind. Wir können uns nicht verzeihen, dass wir diesen Fehler gemacht haben, dass wir uns falsch entschieden haben, dass wir das Leben nicht schaffen. Daher besteht die wahre Trostbotschaft darin, dass trotz aller Schuld, allen Versagens, aller Sünde, aller Ohnmacht, aller Vergeblichkeit die Verurteilung nicht das letzte, vernichtende Wort über unser Leben hat, sondern dass wir in der Gnade Gottes stehen, in der wir uns von Gott bedingungslos angenommen fühlen. Paulus kann diese Gnadenerfahrung in den schönen Worten ausdrücken: „Die Liebe Gottes ist ausgegossen ist in unsere Herzen durch den Heiligen Geist, der uns gegeben ist“ (Röm 5,5). Wir werden nicht nur von Gott geliebt. Seine Liebe ist in uns ausgegossen. Sie erfüllt unser Herz. Wenn wir diesem Wort trauen, dann erfahren wir den Tröstergeist. Dann werden wir auch fähig, andere zu lieben, ohne dass wir uns dazu zwingen müssten und ohne dass wir ein schlechtes Gewissen haben, zu wenig zu lieben. Die Liebe ist in uns, und sie will in uns fließen. Unsere Aufgabe ist es nur, sie zu anderen hinströmen zu lassen. Dann erleben wir uns selbst auf neue Weise, als neue Menschen.

Neue Kraft und Hoffnung

NACHWORT

In der Antike gab es eine eigene Trostkultur. Der Trost galt den Sterbenden, den Trauernden, den Verbannten oder denen, die ihren Partner verloren hatten. Unter den Menschen, die andere trösteten, waren vor allem die Philosophen und die Dichter. Damals war man überzeugt, dass nur derjenige andere zu trösten vermag, der die Kunst der Selbsttröstung beherrscht. Die Mittel, mit denen man andere tröstete, waren Beileidsbesuche, Trostbriefe und Trostschriften. Daneben gab es immer auch die Musik, die als tröstend erlebt wurde. Aber auch der Schlaf, der Wein und die Mythen und Mysterien gehören zu den Trostkräften. Die Mysterien versprechen den Eingeweihten in der zukünftigen Welt ein glückseliges Leben. Das tiefste Motiv des Trostes war in der Antike also der Gedanke an die Unsterblichkeit der Seele (vgl. Stählin, Theologisches Wörterbuch zum Neuen Testament V, 778ff).

Auch dieses Buch verstehe ich als eine Art Trostschrift, wie es sie in der Tradition immer gegeben hat. Ich will damit auf die vielen Trostmittel hinweisen, die uns der Glaube, die Vernunft, unser Herz und die vielen Menschen und viele Dinge um uns herum auch heute gewähren und die wir in unserer alltäglichen Lebenswelt finden können. Jeder kennt solche

Möglichkeiten. Aber wenn es uns nicht gut geht, übersehen wir sie oft. Daher ist es mein Anliegen, in diesem Buch an die vielen Möglichkeiten zu erinnern, von denen die Weisheit unserer Seele weiß, die wir aber oft genug vergessen haben. Das Buch will also unsere Augen wieder dafür öffnen. für die vielen ganz konkreten Trostmöglichkeiten und Trostmittel.

So wünsche ich Ihnen, liebe Leserin, lieber Leser, dass Sie immer wieder Halt und Hoffnung finden, wenn Sie traurig sind, wenn Sie sich verlassen fühlen, wenn Sie untröstlich sind, weil Sie einen Fehler gemacht haben, wenn depressive Gefühle Sie überschwemmen. Nicht alles, was ich in diesem Buch angeführt habe, wird Sie trösten können. Lesen Sie daher die verschiedenen Anregungen und Überlegungen so, dass Sie mit der Weisheit Ihrer eigenen Seele in Berührung kommen. Und lesen Sie sie so, dass Sie ein Gespür dafür entwickeln, was Ihnen jetzt in diesem Augenblick gut tun, neue Kraft sein und neue Zuversicht geben könnte. Probieren Sie einfach aus, ob dieses oder jenes für Sie gerade jetzt passt und Ihre Trauer vielleicht zu wandeln vermag. Wenn Sie selbst Trost erfahren, fühlen Sie sich auch gedrängt, andere zu trösten. Wenn ein lieber Mensch nach einem Gespräch mit Ihnen getröstet weggeht, dann stärkt das auch Sie selber. So möge der Trost uns allen mitten in der Unsicherheit dieser Welt einen festen Stand verleihen, auf dem wir zu uns und zueinander gut stehen können.

Literaturhinweise

ZITIERTE LITERATUR

Gottfried Benn, *Sämtliche Werke* (Stuttgarter Ausgabe), Bd. 1: Gedichte 1, Stuttgart 1986 („Letzter Frühling“: 305)

Hans Blumenberg, *Beschreibung des Menschen.* Aus dem Nachlass hg. von Manfred Sommer, Frankfurt am Main 2006

Alfred Delp, *Gesammelte Schriften,* hg. von Roman Bleistein, Bd. 4: Aus dem Gefängnis, Frankfurt am Main 1984

Günter Eich, *Fabula rasa. Gedichte und Maulwürfe,* Ditzingen 1991 („Ende eines Sommers“: 18)

Hermann Hesse, *Die Gedichte*, Berlin 41997 („Bücher“: 434; „Trost“: 290)

Friedrich Hölderlin, *Gedichte*, hg. von Jochen Schmidt, Frankfurt am Main 1984 („Der Neckar“: 53; „Friedensfeier“ [Dritter Ansatz]: 161)

Pablo Neruda, *Das lyrische Werk*, Bd. 3, München 2009 („Ein Hund ist gestorben“: 670)

Connie Palmen, *Logbuch eines unbarmherzigen Jahres*, Zürich 2013

Evagrius Ponticus, *Praktikos. Über das Gebet*, übers. von John Eudes Bamberger und Guido Joos, Münsterschwarzach 1986 (= Evagrius, Gebet)

Dorothee Sölle, *Den Rhythmus des Lebens spüren. Inspirierter Alltag*, hg. von Bettina Hertel und Birte Petersen, Freiburg 2001 („Gib mir die gabe der tränen gott“: 61)

ZUM WEITERLESEN

Henri Nouwen, *Von der geistlichen Kraft der Erinnerung*, Freiburg 1984

Thomas von Aquin, *Summa theologica*, Deutsch-lateinische Ausgabe, Bd. 10: *Die menschlichen Leidenschaften*, Heidelberg 1955

Anselm Grün, Staunen. *Die Wunder im Alltag entdecken*, Freiburg 2020

Anselm Grün, *Das Buch der Rituale*, Freiburg 2016

Anselm Grün, *Der Anspruch des Schweigens*, Münsterschwarzach 1980

Anselm Grün, *Das kleine Buch vom guten Leben*, Freiburg 2005

Anselm Grün, *Das große Buch vom wahren Glück*, Freiburg 2019

Anselm Grün, *Was der Seele gut tut*, Freiburg 2014

Anselm Grün, *Die sieben Tröstungen*, Freiburg 2014

David Steindl-Rast, *Staunen und Dankbarkeit*, Freiburg 1996

Rudolf Walter (Hg.), *Lob der sieben Tröstungen*. Mit Beiträgen von Walter Dirks, Friedrich Heer, Eberhard Jüngel, Dorothee Sölle, Bernhard Welte, Elie Wiesel und Eva Zeller, Freiburg [3]1984

Rudolf Walter (Hg.), *Mit einem weiten Herzen. Haltungen, die gut tun*, Freiburg 2005

Hans-Georg Gadamer, *Die Aktualität des Schönen*, Stuttgart 1997

Nikolaus Harnoncourt, *Die Macht der Musik*, Salzburg/Wien 1993

Ottmar Fuchs, Trösten/Trost, in: *Lexikon der Spiritualität*, Freiburg 1988, 1307–1315

Zum Autor

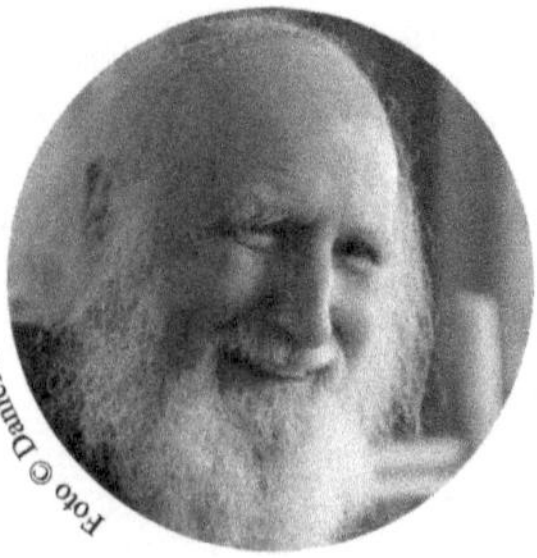

Foto © Daniel Biskup

ANSELM GRÜN OSB

Dr. theol., geb. 1945, Mönch der Benediktinerabtei Münsterschwarzach, geistlicher Begleiter und Kursleiter in Meditation, Fasten, Kontemplation und tiefenpsychologischer Auslegung von Träumen. Seine Bücher zu Spiritualität und Lebenskunst sind weltweite Bestseller und wurden in über 30 Sprachen übersetzt. Zuletzt erschienen: Jeden Tag zur Ruhe finden; Nimm dir Zeit fürs Glück; Staunen; Was gutes Leben ist; Was im Alltag gut tut; 33 Schutzengel; Was der Seele gut tut.

Sein einfach-leben-Brief begeistert monatlich zahlreiche Leser (www.einfachlebenbrief.de).

Der Herausgeber

Rudolf Walter, Dr. phil., ist u.a. Herausgeber des Monatsbriefs „einfach leben" von Anselm Grün.